Historische Studien

über

die Beurtheilung und Behandlung

der

Schusswunden

vom funfzehnten Jahrhundert bis auf die neueste Zeit.

Von

Dr. Theodor Billroth,

Privatdocent der Chirurgie, Assistent am Königlichen chirurgischen Universitäts-Klinikum zu Berlin.

Berlin, 1859.

Druck und Verlag von Georg Reimer.

Inhalt.

Seite

Einleitung 1

I. **Die Feldwundarzneikunst im fünfzehnten, sechszehnten und siebzehnten Jahrhundert.**

Deutschland.

Braunschweig. Gerssdorff. Wirtz. Paracelsus. Hilden. Muralt. Purmann 6

Die Amputationen im siebzehnten Jahrhundert 19

Die Trepanation im siebzehnten Jahrhundert 29

Italien.

Vigo. Ferri. Maggi. Botallo. Carcano. Falloppia. Aquapendens. Plazzoni 31

Frankreich.

Joubert. Paré. du Chesne. Guillemeau. Vigier 40

II. Die Feldwundarzneikunst im achtzehnten Jahrhundert.

Heister. Le Dran. Ravaton. Bilgner. Plenk. Schmitt. Percy. Richter. J. Hunter 47

Die Amputationen im achtzehnten Jahrhundert 61

Die Trepanation im achtzehnten Jahrhundert 64

III. Die Feldwundarzneikunst im neunzehnten Jahrhundert.

Dufouart. Lombard. Larrey. Guthrie. Thomson. Hennen. C. M. Langenbeck. C. F. v. Graefe. Dupuytren. Baudens . 67

Allgemeines über Schusswunden 73

Accidentelle Krankheiten 75

Die Schusswunden des Kopfes 79

Die Schusswunden der Brust und des Unterleibes 81

Seite

Die Schusswunden der Extremitäten mit besonderer Rücksicht auf die Amputationen 82

IV. Die neuesten Schriften über Feldwundarzneikunst.

Verhandlungen der Academie nationale de medecine über Schusswunden. — Ross. Esmarch. H. Schwarz. Stromeyer. — Beck. Simon. — Baudens. Scrive. — Lohmeyer. Löffler . 87

„Wir dürfen uns nicht ausruhen oder einschlafen auf den „Arbeiten der Alten, als wenn sie schon Alles gewusst und ge„sagt hätten; die Alten dienen uns nur als Warten, um desto „weiter zu sehen.“ Dieser Ausspruch von Ambroise Paré wird immer seine Wahrheit behalten, wenn auch nicht in der Ausdehnung wie früher; jetzt wo uns das Studium der Wissenschaften im Verhältniss zu noch nicht längst vergangenen Zeiten so leicht gemacht ist, braucht allerdings nicht Jeder die alten schweinsledernen Foliobände zu durchstöbern und sich mühsam sein Wissen zusammenzuholen, da ihm Alles schon hübsch zubereitet vorgetragen wird und die Wissenschaft sich mit der Praxis so glücklich in den klinischen Instituten vereint; dennoch wird es immerhin nicht allein interessant sondern auch nützlich bleiben, sich auch mit den früheren Schriftstellern zu beschäftigen. Es liegt dem gebildeten menschlichen Geiste so nah, von jedem Ding was ihm neu entgegen tritt, zu fragen, wie denn das so entstanden sei und sich entwickelt habe, dass man denken sollte, es müsse sich in unsrer hochgebildeten Zeit ein Jeder für die Geschichte seiner Wissenschaft oder Kunst interessiren, und doch findet man dies Interesse selten, vielleicht weil es zu wenig angeregt wird, vielleicht auch weil die neue Medicin durch ihr Hindrängen auf eigne Beobachtungen ihren Schülern gar zu bald einen zu hohen Begriff von eigner Productionskraft beibringt, und die junge Generation zu sehr von den durch starke Linsensysteme concentrirten Strahlen der anatomischen Pathologie geblendet, sich erst später in der Praxis die Augen reibt, um klarer zu sehen.

In Rücksicht auf diesen Geist der Zeit dürfte ich schwerlich auf viele Leser dieser Zeilen rechnen, wenn nicht der Gegenstand selbst durch die Aussicht auf einen uns bevorstehenden Feldzug für die Aerzte von Wichtigkeit wäre. Eine andere Anregung gab mir auch noch folgende Stelle in der Einleitung zu Stromeyer's „Maximen der Kriegsheilkunst": „Es „wäre sehr zu wünschen, dass Diejenigen, welchen die Bildung „der jüngeren Generation von Aerzten obliegt, die Lectüre „klassischer Schriften auf alle Weise zu fördern suchten! Es „würde ein dankenswerthes literarisches Unternehmen sein, aus „den Schriften der Aerzte, von der Erfindung des Schiesspulvers „her, bis auf unsre Zeit, Auszüge zu machen, welche den Beweis „lieferten, dass gewisse Grundsätze zu allen Zeiten Anerkennung „gefunden haben und ferner hoch gehalten werden müssen. „Dabei ist freilich nicht zu übersehen dass jede Zeit auch die „Verpflichtung habe die mittlerweile auf dem Gesammtgebiete „der Heilkunst gemachten Fortschritte auch auf die Kriegsheil„kunst anzuwenden. Soll dies aber mit Sicherheit geschehen, „so muss das Verfahren und der Erfolg unsrer Vorfahren genau „bekannt sein."

Die Aufgabe, die hier gestellt wird, ist sehr umfassend; ich kann sie nicht in ihrem ganzen Umfange aufnehmen, da sie im weiteren Sinne eine genaue Geschichte der meisten chirurgischen Operationen mit in sich schliesst, nicht allein der Technik, sondern auch besonders der Indikationen wie sie zu den verschiedenen Zeiten für die Operationen gestellt sind und der Erfolge, welche sie gegeben haben. In dieser Hinsicht ist das Grösste bis jetzt wohl in der Geschichte der chirurgischen Operationen von Curt und Wilhelm Sprengel geliefert, und auch in Bezug auf die Schusswunden liegt in der „pragmatischen Geschichte der Wundarzneikunst" von Curt Sprengel Vieles vor. Ich werde mich daher mehr auf die Entwickelung der verschiedenen Principien beschränken, welche bisher über die Natur und Behandlung der Schusswunden bestanden haben und will versuchen nebenbei so viel als möglich auf die Grundsätze einzugehen, welche bei den häufigsten Operationen in der Kriegsheilkunst in Anwendung kommen, besonders bei der Trepanation, den Amputationen und Resectionen. Ich kann mich nicht ganz von dem Vorwurf befreien, die deutschen Schriftsteller des Mittelalters etwas zu ausführlich behandelt zu haben; es ist zum grossen Theil ein persönliches Interesse welches mich an diese alten Meister fesselt; sie sind mir immer besonders achtungswerth erschienen, weil die Wundärzte eine so schlechte Stellung in dem im Mittelalter zum Theil sehr uncultivirten Deutschland hatten, dass es ihnen um so höher anzurechnen war, wenn sie etwas Tüchtiges leisteten, während die Chirurgen in Frankreich sehr früh von der Regierung begünstigt wurden, und bei den Italiänern die Chirurgie von Leuten betrieben wurde, welche eine durch und durch classische Bildung hatten.

Nach dem Geschichtschreiber Villani wird zuerst im Jahre 1338 der Verwendung des Schiesspulvers im Kriege erwähnt, Kanonen sollen jedoch nach der Angabe unserer Historiker zuerst im Jahre 1346 in der Schlacht bei Cressy zwischen Philipp VI. von Frankreich und Eduard III. von England von den Engländern gebraucht sein, indess ohne dass ihr Auftreten auf dem Kriegsschauplatz anfangs grossen Erfolg gehabt hätte. Es dauerte noch sehr lange bis die Mordwaffen in ihrem Mechanismus so weit ausgebildet wurden, dass sie allgemeiner zur Anwendung kamen. Wenngleich mir hierüber keine besondere militärische Literatur zu Gebote stand, so kann man doch schon aus den originellen Holzschnitten in Gerssdorff's Feldbuch der Wundarznei (1527 in Strassburg erschienen), wo eine Schlacht im Hintergrunde abgebildet ist, während im Vordergrunde ein Ritter, mit einem Pfeil in der Brust, verbunden wird, ersehen, dass die grösste Anzahl der Kämpfer mit Bogen, Lanzen und Schwertern bewaffnet ist, während im Mittelgrund des Bildes nur eine Kanone aufgepflanzt ist, gedeckt durch drei Büchsenschützen. Es darf uns daher nicht verwundern, wenn die Schusswunden durch Feuergeschosse anfangs wenig Beachtung von Seiten der Wundärzte fanden, um so weniger als von den Wundärzten, die mit in's Feld zogen, im vierzehnten Jahrhundert wohl wenige im Stande waren, etwas darüber aufzuschreiben. Auch aus dem funfzehnten Jahrhundert finden wir nur in einem Werke der Schusswunden erwähnt, und zwar war dieser erste Schriftsteller ein Deutscher, Hieronymus Braunschweig aus Strassburg.

Ehe ich hier weiter auf die Anschauungen des genannten Schriftstellers eingehe, muss ich erwähnen, dass es mir unmöglich erschienen ist, bestimmte Abschnitte nach wissenschaftlichen Principien in der Anschauung und Behandlung der Schusswunden in dem funfzehnten, sechzehnten und siebzehnten Jahrhundert aufzufinden, da ein innerer Zusammenhang der Werke dieser Zeit einfach nach der Zeitfolge ihrer Publikation gerechnet, nur in geringem Maasse besteht. Nur ein nationaler Zusammenhang ist unverkennbar, und diesem wollen wir auch hier zunächst folgen. Trotzdem dass die Wundärzte jener Zeit sehr viel reisten, und auch die besseren unter ihnen fast ihr Lebe lang unterwegs waren, in jüngeren Jahren ihrer Ausbildung wegen, in älteren ihrer Praxis wegen, da die berühmten Meister der Wundarznei sehr viel von Fürsten und Herren aller Länder zu speciellen Kuren berufen wurden, ist es doch auffallend, dass die Schriftsteller der genannten Jahrhunderte sich gegenseitig fast nie oder sehr selten citiren, dagegen immer wieder dieselben Citate aus dem Hippocrates, Galen, Averroes, Abulcases heraufbeschwören. Dennoch ist es aus der Analogie der Ansichten unter den Schriftstellern derselben Nation und auch der Italiäner und Franzosen unter einander zweifellos, dass die späteren die Schriften der früheren kannten; nur die deutschen Wundärzte behalten bis auf Hilden für sich eine gewisse abgeschlossene Originalität. Die Gründe dieser Eigenthümlichkeit lagen in den damaligen Verhältnissen der Wundärzte, auf deren

Auseinandersetzung wir uns hier nicht weiter einlassen können. Das Wichtigste darüber findet man in Haeser's Geschichte der Medicin (zweite Auflage p. 362 u. f.). Ausführlicheres in verschiedenen Abschnitten des grossen Werks von C. Sprengel.

Was speciell die Feldwundärzte betrifft, so nahmen sich sowohl die Fürsten als auch einzelne Anführer einen eignen Wundarzt für sich und ihre Leute mit, welche die Verwundeten mit Hülfe einiger ihnen wieder folgenden Gesellen, die auf diese Weise lernten, zu besorgen hatten.

I.

Die Feldwundarzneikunst im funfzehnten, sechszehnten und siebzehnten Jahrhundert.

Deutschland.

Braunschweig. Gerssdorff. Wirtz. Paracelsus. Hilden. Muralt. Purmann.

In der ältesten deutsch geschriebenen Chirurgie finden wir ein Capitel über Schusswunden, welches sich wegen seiner Kürze kaum in einem kürzeren Auszuge wiedergeben lässt. Das Buch selbst ist betitelt: „Dis ist das buch der Cirurgia Handwürckung der wundartznei vō Hyerōimo braūschweig. Strassburg 1497." Es heisst in dieser, wie es wahrscheinlich ist, ältesten Ausgabe, die mit einigen ohne Rücksicht auf die besonderen Capitel immer wieder abgedruckten Holzschnitten verziert ist pag. 31: „Das zehent capitel des andern tractatz sagt do eyner geschossen ist mit einer büchsen, uñ das pulver die wund vergifft hat oder aber der klotz noch in der wunden stecket. —

Item do einer geschossen ist mit einer büchsen und der klotz haus ist und von dem pulver vergifft oder etwas des pulvers noch darin belibē ist. In einem arm, bein oder wo es ist. So nym̄ ein härin seil und stos das durch den schus und zeuhe es hin uñ her auff alle art so machest du das pulver aus den wunden. Will dann die wund nit eytern. So magst du darein machen ein meyssel von speck genetzet oder gesalbet fornē mit ein wenig oxschmer uñ in dē schus gethan. es sey von büchsen klotz od' pulver oder von verlippen pfeilen. so zeucht er all gifft an sich das kein gift in dē loch beleibt und macht das loch auch eytern. Dañ so heyl es mit gütten pflastern oder nym̄ oleum rosarum ii lote Terbentin ein halb lot. Canfer gepulvert ein quintlein. Under ein ander gemenget und davon ye ein wenig gewörmet und mit meysselen oder fessalrt ein geleit. So zeucht es die gifft heraus. Aber man soll im geben zeyten Tiriace electe ein quintlein mit ein darinn gesotten sy castorium. Wann du aber wärest in einem weyten feld da du keinerley artzney wol gehaben möchtest. So nym̄ du geys oder kühmilch. Doch geysmilch die wär die böst das man die wunden damit wüsche.

Item do einer geschossen ist mit einē büchsen klotz und der klotz noch in dem leib stecket, so mache das loch weit mit meysselen oder schneyden wie ich vor gelert han von den pfeylen oder ander ding ob es müglich ist Dañ solt du haben ein Kugelzangen und solt im dañ hübschlich unnd subtilichen damit in die wundē greiffen. Und greiffest du dañ de stein so zeuhe in damit heraus. Item ist es aber sach das du die wunden nit weyter machen kañst oder schneydē So nym̄ dañ das eyserin instrument. das do heisset ein storkenschnabel. oder aber ein laucher und thu den in die wunden bis auff den klotz und drucke die hinden an zusamen. so drenget er vor an die wunden von ein ander so thün darzwischen dyn kugelzang darin aus zü nemen den klotz. Wäre es aber sach das du den klotz nit finden möchst. so thue als herr Johannes von dockenburg dem künig von ungern that als hernach geschriben stat [1]). — Item

[1]) Ueber diesen Hans von Dockenburg lesen wir bei Sprengel II. p. 678: „Man musste, wie Benedetti sagt, nach Asien gehen, wenn man einen geschickten Augenarzt finden wollte. Dies erhellt auch aus den ausserordentlichen Mitteln, die Matthias Corvinus, König von Ungarn, ergreifen musste, um einen Wundarzt zu erhalten, der ihm die in einem Gefechte mit den Moldauern bekommene Wunde kurirte. Er musste überall bekannt machen lassen, dass er den, der ihn heilen würde, mit Reichthümern und Ehren überhäufen wolle. Vier Jahre lang fand sich Niemand. Endlich wagte es Hans von Dockenburg (1468), ein Wundarzt aus dem Elsass, reisete hin, rettete den König, und erhielt grosse Geschenke."

ist aber einer geschossen mit einer büchsen und der klotz noch darinnen stecket und in nit mit der zangen herauss bringen oder gewinnen magst, oder vō forcht des todes nit darzü schreydē tarst und doch wol weisst wo er leit so solt du im darzü raumen und ein quelmeissel machen und das loch geweittert wirt so nym̄ dañ das kraut genañt erenparis. Und das kraut genannt masliebeln wol gestossen und binde das des abentz darauff. so findest du in sicherlich morgens vor der wunden ligen. Aber das ist die warheyt darnach und er tieff leit oder das er etwas innstecket so müss man es langer darauff lassen ligen. ob er aber frey leit und die wund weit ist, dester er kom̄et er heraus."

Das hier mit allen Druckfehlern und Sonderbarkeiten in Orthographie und Interpunktion wiedergegebene Capitel ist dem Verfasser eigenthümlich, während sonst der grösste Theil des Buchs nach Hippocrates und Rases verfasst ist. Nach Malgaigne soll Braunschweig 110 Jahr alt geworden sein und hat seine Chirurgie erst in hohem Alter verfasst. Er soll zu Bologna, Padua und Paris gebildet sein, war jedoch kein gelehrter Arzt sondern gehörte der Zunft der Wundärzte an. Bei welchen Schlachten er zugegen gewesen und ob er überhaupt sehr viel eigne Erfahrung über Feldwundarzneikunst hatte, lässt sich nicht ermitteln.

Das Studium dieser alten deutschen Aerzte ruft uns stets das Bild der ganzen damaligen Zeit vor Augen; mir fallen dabei immer besonders die Bilder von Dürer, Cranach und Holbein ein, die in ihrer ganzen Auffassung der Kunst, in ihren eckigen Contouren und eigenthümlichen flachen Perspectiven, wo Alles so neben einander und doch so scharf gesondert erscheint, durchaus zu den Büchern der damaligen Zeit harmoniren, in denen man trotz der unzähligen Capitel und Unterabtheilungen doch sehr schwer zurecht findet, da Alles so gleich gross neben einander gedruckt ist und der Autor oft nur durch ein nebengedrucktes „Merk" die Aufmerksamkeit des Lesers auf bestimmte Punkte zu fesseln versucht.

In Rücksicht nun auf das oben mitgetheilte Capitel aus Braunschweig's Chirurgie ist es mir zunächst aufgefallen, dass er gar keine weitere Bemerkung über die Feuergewehre und das Pulver selbst macht, während wir bei den Schriftstellern anderer Nationen hierüber gewöhnlich sehr weitläufig unterhalten werden. Es wird hier ohne weitere Motivirung als feststehend betrachtet, dass die Wunden durch das Schiesspulver giftig würden. Ob man aus diesem Umstande schliessen darf, dass schon andere Schriftsteller vor Braunschweig darüber geschrieben hatten deren Schriften uns vielleicht entgangen sind, oder ob der alte Meister der Kürze halber nicht weiter darauf eingeht, muss ich dahingestellt sein lassen. — Die Ansicht, dass die durch Feuerschusswaffen veranlassten Wunden giftig seien, ist die allgemein herrschende der damaligen Zeit, wie wir später genauer aus den Schriftstellern anderer Nationen ersehen; es ist wahrscheinlich, dass die zu den Schusswunden hinzukommende starke Entzündung, welche durch die damals gebrauchten Mittel nur gefördert werden konnte, diese Ansicht veranlasste, die übrigens im Volke noch nicht erloschen ist. Im Schleswig-Holsteinischen Feldzuge glaubten die Deutschen oft, dass die Kugeln der Feinde vergiftet wären, wenn zu anscheinend geringfügigen Wunden heftige Entzündung hinzutrat.

Dieser Auffassung der Schusswunden entsprechend war die Behandlung; es wurde zunächst versucht die Wunde mechanisch mit Hülfe eines hin und her zu ziehenden Haarseils vom Gift zu reinigen, dann kam es darauf an, die Wunde in Eiterung zu versetzen, wozu verhältnissmässig einfache Reizmittel gebraucht wurden: Terpenthin und Campher mit Rosenöl, zuweilen auch Theriak, jenes berühmte Gegengift aus fast 70 Bestandtheilen, dessen Erfinder Andromachos, Leibarzt des Kaisers Nero gewesen sein soll. — Die Instrumente, deren sich Braunschweig bedient um die Kugeln zu extrahiren, sind der Storchschnabel und der von den späteren Schriftstellern ebenfalls erwähnte Rabenschnabel, gezähnte Zangen von verschiedenen Grössen und Krümmungen, die wir bei Gerssdorff, Paré und Maggi abgebildet finden und die nach den Zeichnungen ziemlich plump und ungeschickt gebaut gewesen sein müssen. Die Kugelzange, deren von Braunschweig erwähnt wird, ist wahrscheinlich von seiner eignen Erfindung gewesen; die später als solche abgebildeten Kugelzangen sind vorn löffelförmig gestaltet. — Da es nun mit diesen Zangen selten gelingen mochte, die Kugeln aus engen Schusscanälen zu extrahiren, so war eine Erweiterung der letztern fast immer nöthig; diese geschah zunächst unblutig durch die sogenannten Quelmeissel, die aus stark zusammentrocknenden Substanzen bereitet waren, welche in der feuchten Wunde erheblich aufquollen, und nach der Ansicht der Alten auch zugleich das Gift in sich hineinzogen, oder auch durch den sogenannten „Laucher" oder „Loucher" eine Art von Dilatatorium, welches nach der Abbildung von Gerssdorff genau die Gestalt und den Mechanismus eines auseinanderdrückbaren Ohrspiegels hatte. Ausserdem wurde aber die Wunde auch mit dem Messer dilatirt, ein Princip, welches fast bis auf die neuste Zeit sich erhalten hat. — Die Wunderwirkung des Ehrenpreis und Masslieb, welche das Geschoss aus der Wunde zu ziehen vermögen, scheint bei den Nachfolgern des braven Meister Braunschweig keinen rechten Glauben gefunden zu haben; doch findet man später wohl hie und da andere, meist stark reizende Substanzen als attrahentia für die Kugeln erwähnt.

Die Chirurgie von Gerssdorff betitelt: „Feldtbuch der wundtartzney von Meister Hans von Gerssdorff genant Schylhans, Bürger uñ wundartzet zu Strassburg. 1517." erstreckt sich fast über alle Gebiete der Wundarznei und enthält mehre Capitel über Schusswunden; wenngleich die wissenschaftliche Förderung in der Behandlung der Schusswunden nicht gross ist, so ist doch dies Buch deshalb von Wichtigkeit, weil es aus reicher Erfahrung niedergeschrieben ist, indem wir aus einzelnen Andeutungen entnehmen können, dass der Verfasser mehrfache Feldzüge, besonders den burgundischen mitgemacht hatte und zwar unter Leitung seines „Meisters Nicklaus den man nennt den Mulartzt, Herzog Sigmunds von Osterreych löblicher Gedächtnuss Wundtartz." Die drei Schlachten bei Gransse (Granson 1476), Murten (1476) und Nansse (Nancy 1477), in denen Karl der Kühne von den Schweizern und den Elsässern auf deren Seite Gerssdorff war, besiegt wurde, werden namentlich gemacht. Die Geschichtschreiber erwähnen besonders der vortrefflichen Artillerie und der grossen Anzahl von Bogenschützen, die der hitzköpfige Burgunder-König in's Feld führte, was mir insofern besonders interessant gewesen ist, als dies genau damit übereinstimmt, dass Gerssdorff sich vorzüglich über die Büchsenklötze (Bolzen) und die durch Kanonenkugeln abgerissenen Glieder ergeht, dagegen der Bleikugeln fast gar nicht erwähnt. Ausser den früher genannten Instrumenten zur Extraction der Geschosse finden wir noch abgebildet den „Sucher", ursprünglich nur eine Sonde, die jedoch an einem Ende in eine Art Löffel ausgeht, den „Hock" einen langen Kugellöffel der im Text nicht weiter erwähnt wird, einen „Bohrer" zum Einschrauben in die Büchsenklötze, die „Schlang" eine dicke gezähnte Zange mit sehr geringer Krümmung und eine grade „Klotzzang". Die Instrumente sind alle sehr stark und fest, doch an den Griffen oft sehr zierlich; die Holzschnitte selbst übertreffen an Feinheit im Schnitt und Klarheit des Drucks die gleichzeitigen und späteren Produkte anderer Nationen (z. B. bei Maggi, Ferri und Paré). — Die Behandlung der Schusswunden ist ziemlich einfach: warmes Hanfsamen-Oel wird anfangs in die Wunde gegossen um sie zu reinigen besonders von Pulver, dessen Giftigkeit jedoch nicht besonders hervorgehoben wird, dann Quelmeissel und schleimige Mittel, z. B. die Mittelrinde von Lindenholz oder junges grünes Nussholz die Nacht hindurch mit Wasser übergossen so dass es am andern Morgen schleimig ist; hat man dies nicht im Felde, so kann man auch Brunnenwasser nehmen. Später kommen hauptsächlich reizende Salben und Pflaster zur Anwendung, vorzüglich das damals in hohem Ansehn stehende Aegyptiacum, was aus Honig, Essig, Grünspan und Alaun bereitet war [1]).

Bei Abreissungen von Gliedern durch Kanonenkugeln wurde die Wunde ebenso behandelt, doch zuvor die „spreissel oder bein mit einer sägen oder beysszangen“ entfernt.

Wunden des Herzens, der Lunge, des Magens, der Därme, der Blase erklärte er für immer tödtlich; sonst sind die Schusswunden einzelner Theile nicht besonders besprochen. Bei den Kopfwunden durch andere Verletzungen wird die Trepanation nicht erwähnt, jedoch zwei Arten von Schrauben-Elevatorien sind abgebildet. Für die Amputation gab es damals nur eine Indication: der heisse Brand oder das „sanct Antonien feur.“ Ueber „die Serratura u. glyd abscheidūg“ existirt in der oben erwähnten ältesten Ausgabe nur ein Bild, auf welchem in recht gutem Holzschnitt eine Amputation des Unterschenkels dargestellt ist, wo jedoch trotz der zahllosen Bindentouren oberhalb der Wunde drei starke Blutstrahlen aus dem Stumpf in grossem Bogen hervorspritzen; über dem Bilde steht folgender Vers:

„Arm, bein abschniden hat sein kunst,
Vertriben sanct Anthonien brunst.
Gehört auch nit ein yeden zu
Er schick sich dann wie ich im thu.“

Dies ist alle Erklärung der Operation; eine weitere Beschreibung ist nicht zu finden. Es liegt hierin eine gewisse Heimlichkeit und ein Reiz für den Leser, der darauf berechnet zu sein scheint, Schüler an sich zu ziehen; dazu passt auch recht gut, dass der Autor in der Vorrede sagt, er habe eigentlich seine „secret kunststück der erfarnuss allein seinen leibserben und lyebsten sünen“ vorbehalten wollen (ein echt antiker Grundsatz, der wohl noch aus der Schule der Asklepiaden herzuleiten ist!) und sei nur durch vieles Zureden guter Gesellen Freunde

[1]) Die Zusammensetzung dieser Universalsalbe bei eiternden Wunden wird von den verschiedenen Schriftstellern jener Zeit sehr verschieden angegeben; es scheint jeder Spätere etwas hinzugesetzt zu haben, indem das Recept immer complicirter wird.

und Gönner dazu gebracht das Buch zu veröffentlichen. Die späteren Ausgaben müssen in Beziehung auf die Beschreibung der Operationen ausführlicher sein, da ich bei Häser (pag. 498) der die Ausgaben von 1535 und 1551 benutzte, finde, dass Gerssdorff auch gegen die Blutung bei der Amputation ätzende Adstringentien und zur Bedeckung des Stumpfs eine Thierblase brauchte.

Endlich erwähnt auch Gerssdorff eines Anästheticums, welches bei grossen Operationen gebraucht, von ihm jedoch verworfen wurde, da er grossen Schaden davon entstehen sah; es bestand aus Saft von den grünen Beeren des Nachtschatten, Bilsenkraut, Epheubeeren, Lattich, Cicuta, Opium und Tolwurzsaft, dies wurde zusammen gemengt, 12 Stunden lang digerirt, und dann wurde in den Saft ein Schwamm getaucht, an welchem der zu operirende eine Viertelstunde lang sog, dann schlief er ein und wurde amputirt, und durch einen andern Schwamm in Essig, Rautensaft oder Fenchelsaft getaucht, der ihm unter die Nase gehalten wurde, wieder erweckt.

Das Buch von Felix Wirtz, Wundarzt zu Basel 1596 „Practica der Wundartzney" ist das interessanteste aus jener Zeit[1]). Es werden darin hauptsächlich die Wunden sehr genau abgehandelt, während die grösseren Operationen ausgeschlossen bleiben. Wirtz ist ein echt deutsches Originalgenie, das Prototyp eines alten erfahrenen Chirurgus erster Classe, eine Figur wie wir sie noch zu Zeiten jetzt antreffen, die jedoch immer mehr und mehr verschwinden. Er ist durchaus nicht gelehrt, hält auch alle Gelehrsamkeit für Unsinn, hat aber eine enorme Erfahrung, ist in aller Herren Ländern gewesen, und

[1]) Aus der Vorrede der von mir benutzten Ausgabe, welche nach Haeser die dritte ist, dem Kaiser Rudolph II. gewidmet, ergiebt sich dass es zwei Wundärzte mit Namen Felix Wirtz in Basel gegeben habe, Vater und Sohn; ob der erstere eigentlich das Buch verfasst und der zweite dasselbe nur vermehrt und veröffentlicht hat, ist nicht bestimmt erwähnt. Vielleicht wäre aus dem Vergleich aller verschiedenen Ausgaben etwas darüber zu ermitteln.

glaubt nur das, was er selbst gesehen und erfahren hat. Diese Erfahrung ist in dem Buch aufgezeichnet, zuvor aber eine rücksichtslose Kritik über Alles geübt was er für schädliche Missbräuche hielt. In letzter Hinsicht ist das Buch besonders wichtig, weil es uns den Stand der damaligen Chirurgie, vorzüglich der Behandlung sehr genau kennen lehrt, die er nicht aus Büchern entnommen, sondern in Italien, Frankreich und Holland mit eignen Augen beobachtet hatte. Seine Kritik hat nicht selten einen Anflug von Satyre, meist ist sie sehr grob, zuweilen sogar witzig. Wo Wirtz seine Erfahrungen über Schusswunden gesammelt, ist nicht angegeben, doch bezeichnet er dieselbe selbst als eine umfangreiche. Er spricht nicht mehr von Pfeilen und Bolzen, sondern bezieht sich nur auf Kugeln die er jedoch meist als „Stein“ bezeichnet; es ist wohl nur als eine allgemeine Bezeichnung für Geschoss zu nehmen, wenngleich ja früher auch zuweilen mit steinernen Kugeln geschossen wurde.

Die Schüsse, welche in die grossen Körperhöhlen dringen, erklärt er für immer tödtlich und berücksichtigt sie nicht weiter. Ueber die Extraction der Kugeln sagt er nur Folgendes: „Wie aber solches könne geschehen, ist nicht wol müglich ordenlich zu beschreiben: weil die Schüss wunderbarlich geschehen, nicht einer wie der ander, desshalben wol ein eigen Buch bedürfftē. Der lange Brauch und Erfahrenheit muss es lehren, wie man mit der sachen soll unbgehen: daselbsten lerne du es auch. — Die Alten haben zwar zu solchem viel seltsame Schraufen und sonst andere Instrument erdacht, uñ höchsten fleiss darauff gewendet: aber dieselbige sind eintweders unvonnöten, oder aber sie helffen sonst nicht viel. Dann so der Artzet die Kugeln nit kan sonst herauss gewinnen, noch dieselbige mit dem Instrumentlin greiffen, so ist nicht zuhoffen, dass er sie werde können herauss schraufen.“ In diese Klage über die Unvollkommenheit der Instrumente zur Extraction der Kugeln stimmen auch unsere Chirurgen ein, so dass noch in der neusten Zeit wieder neue Instrumente zu diesem Zweck erfunden sind. — Weiterhin tadelt Wirtz sehr das Durchziehen von „etlichen sonderbaren Schnür oder Seylen, von Hanff gemacht, oder auch von Haar“, er sagt, dass die Wunde durch das fortwährende hin und her Ziehen derselben zu sehr entzündet würde und dass Blutungen und sehr heftige Schmerzen danach entstünden. Die zu häufige Anwendung von „Brandsalben, Löschungen von Oel und andern schmutzigen Sachen“ wird von ihm für unzuträglich erklärt, weil es viel Schmerzen mache „vorauss wañ d' Stein noch heisst ist“. Er glaubt also noch dass die Kugel auch eine Brandwunde erzeuge, auch hält er dieselbe zuweilen für vergiftet, wenn sehr heftige Entzündungserscheinungen auftreten. „Dann was ist ein solche Wunden, die also von der Kugeln zermürset und vom Pulver verbrennt worden anders als ein vergiffte Wunde?“

Was nun die Behandlung der Schusswunden betrifft, wie sie Wirtz anräth, so ist dieselbe in der Wahl der Mittel noch einfacher als die früherer Chirurgen. Zuerst wird ein Liniment aus Honig, Hauswurzsaft, Krebssaft, Rosessig und Phlegma Vitrioli („ist das gedistillierte Wasser vom Vitriol, wenn man den Spiritum Vitrioli machen will“) 3—4 Mal eingespritzt, dann ein Quellmeissel von „Gummi Traganthi“ mit Ehrenpreisssaft bereitet eingeschoben. Die blutige Erweiterung der Wunde wird nicht erwähnt. Innerlich wurde Salpeter in frischem Brunnenwasser gelöst gegeben, und diese Mittel wiederholt; geht dann der „Zorn des Brandes“ (die heftige Entzündung) nicht vorüber so soll zur Ader gelassen werden, doch nicht so viel wie es die Italiäner zu thun pflegen (dies ist wohl besonders auf Botallus zu beziehen); wenn dies aber auch nichts hilft, und „die Wunde sich nit leichtlich wölte von ihren unraht abscheiden, sonder zurings herumb je lenger je rhöter, unnd der Patient je lenger je schwächer würde“, dann sei die Wunde für giftig zu halten und die Wundsucht tritt dann leicht ein. Nun wird innerlich Aqua vitae (eine Art Hirschhorngeist mit Myrrhen) gegeben, auch Mithridat oder Theriak, um den Patienten in Schweiss zu bringen. Uebrigens, sagt er, seien diese Wunden so sehr verschieden, dass ihre Behandlung im einzelnen Falle immer von der Erfahrung des Wundarztes abhängen müsse, woran viel mehr gelegen sei als „an langem geschwetze"; ein wohl erfahrener Arzt müsse seine Arzneien abschwächen und stärker machen können, wie es für den einzelnen Fall nöthig sei. — Dieser letzte Grundsatz ist jedenfalls charakteristisch für den bedeutenden praktischen hippokratischen Takt des alten Meister Wirtz zumal in einer Zeit, wo die therapeutische Wissenschaft sich besonders um den Besitz einer Unzahl von Recepten drehte.

Von besonderem Interesse sind mir besonders auch die Capitel über die Wundsucht gewesen; er beschreibt „die grosse Wundsucht, die Wundgallen, die Unruh" als drei verschiedene Formen einer Krankheit, die zu den Wunden hinzukomme, sich vornehmlich durch wiederholte Schüttelfröste charakterisire und in den meisten Fällen tödtlich ablaufe. Die Beschreibung passt genau auf die verschiedenen Formen pyämischer Krankheitsprocesse; diese zum Theil sehr präcis geschilderten Beobachtungen sind in späterer Zeit der Beachtung entgangen; Wirtz legt grade auf die Kenntniss dieser Zustände in der Vorrede seines Buchs grossen Werth, und tadelt es sehr dass sie nirgends richtig gewürdigt wären.

Man kann nicht sagen dass die Wissenschaft und speciell die Lehre von den Schusswunden durch Wirtz um einen bedeutenden Schritt weiter gekommen wäre; doch hat er entschieden eine grössere Selbstständigkeit der deutschen Chirurgie angebahnt, indem er den Wust der Galenischen und arabischen Lehren abstreifte und der reinen Beobachtung am Krankenbett den ersten Platz im chirurgischen Studium einräumte.

Die Chirurgia minor vulnerum Theophrasti Paracelsi enthält auch ein Capitel über Schusswunden; dasselbe ist jedoch so kurz und in der mir zu Gebote stehenden Uebersetzung (Strassburg 1608) so schlecht wiedergegeben, dass nichts Vernünftiges daraus zu ersehen ist, ausser etwa dass erwähnt wird wie Kugeln zuweilen bis 20 Jahre ohne Schaden im Körper könnten stecken bleiben. So viel ich aus dem ganzen Buch ersehe ist nicht viel Neues darin, und der Einfluss dieser Schrift kann nicht gross gewesen sein; höchstens kann die kurze und selbstständige Fassung dazu beigetragen haben, die Lehren Galen's immer mehr zu verdrängen.

Auf einem weit höheren Standpunkt als alle genannten Wundärzte stand Fabricius von Hilden (1560—1634), ein ächter Chirurg von Gottes Gnaden. Es stand ihm bei Ausarbeitung seiner Schriften nicht allein eine enorme Erfahrung zur Seite, sondern er war seiner Zeit entsprechend wissenschaftlich so gebildet wie keiner vor ihm, wenngleich ein einfacher Meister der Wundarznei; sein Lehrer war ebenfalls ein zünftiger Wundarzt genannt Johannes Griffonius; die vielfache Beziehung in welche Hilden durch seine Reisen und Feldzüge mit Ausländern getreten war, konnte es ihm nur möglich machen, einen so weiten Gesichtskreis zu gewinnen, wie er sich aus seinen Schriften bekundet. Seine vielen Einzelbeobachtungen geben ebensoviel Zeugnisse von seiner Beobachtungsgabe, scharfen Auffassung und richtigen Würdigung wichtiger Krankheitsfälle. Dass er nicht aus seiner Zeit heraus konnte, was die Physiologie und allgemeine Pathologie betrifft, dürfen wir ihm nicht zur Last legen; doch stand er vollkommen auf der wissenschaftlichen Höhe der Zeit, was für einen damaligen Wundarzt, der nicht Doctor promotus war, sehr viel bedeutete. Hilden war Leibarzt des Markgrafen von Baden und Wundarzt zu Bern, und hatte vielfache Erfahrung über Schusswunden, deren damals neuste Litteratur (Paré, Botallus) ihm völlig bekannt ist. Sein Ruf war in Deutschland ebenso bedeutend, wie der Paré's in Frankreich. Mit diesem hat er überhaupt viel Aehnlichkeit, wenngleich er weniger Hofmann war; an Kenntnissen scheint er fast Paré übertroffen zu haben; seine Schriften sind viel inhalts reicher, weniger schwatzhaft wie diejenigen des französischen Autors [1]).

[1]) Ich habe in den betreffenden Abschnitten nichts finden können, wodurch

Hilden spricht sich mit Bestimmtheit darüber aus, dass die Schusswunden weder verbrannte noch vergiftete Wunden seien, und hält dies durch die Untersuchungen der früheren italiänischen und französischen Autoren erledigt. Er macht die Bemerkung, dass die Schusswunden wie alle gequetschte Wunden wenig bluten, und dass immer das Hauptaugenmerk darauf zu richten sei, zunächst die Kugel auszuziehen, wenn auch in seltenen Fällen die Kugel einheilen könnte. Er hatte oft erfahren, dass die Kugeln aus langen Schusscanälen nicht mit Zangen hervorgezogen werden können, weil dazu eine bedeutende Dilatation der Wunde gehört, und liess daher für solche Zwecke ein eignes Instrument construiren (in der Uebersetzung von Greiffen. Frankfurt a. M. 1652. pag. 87 u. 88 abgebildet) welches eine Art von complicirtem Kugelbohrer darstellt, an welchem ein Apparat zum Fixiren der Kugel angebracht ist; es ist sehr hübsch ausgedacht, doch wie mir scheint nicht sehr brauchbar; Hilden sagt selbst, es gehöre viel Uebung dazu, um geschickt damit umzugehen.

Auf die Therapie haben die von Wirtz gepredigten Lehren keinen Einfluss gehabt. Reizende Salben (aus Wachs, Geigenharz, Terpentin-Oel (unguent. basilicum)) auf Quellmeissel und Haarseile gestrichen werden vorzüglich in Anwendung gezogen; im Uebrigen werden dieselben allgemeinen Regeln gegeben wie früher. — Zuweilen hält Hilden die Kugeln für vergiftet: „Es

sich genau bestimmen liesse, welche Feldzüge Hilden mitgemacht hat. Der Zeit nach war Friedrich Georg, Markgraf von Baden-Durlach sein Herr, der theils in den Cleve-Jülich-Berg'schen Erbfolgekrieg als Bundesgenosse der Fürsten von Pfalz-Neuburg verwickelt war (H. erwähnt der Bekanntschaft mit Galenus Wierus Wundarzt „Ihr Durchlauchtigkeit dess Hertzogen von Gülch Clev und Berg“), theils als später beigetretenes Mitglied der Union sich an den Kriegen mit der Liga betheiligte, theils auch dem unglücklichen Kurfürst Friedrich von der Pfalz, nachherigem König von Böhmen, im Anfang des 30jährigen Krieges beizustehen versuchte. Hilden erzählt von einem sehr beschwerlichen Feldzug „im Niderland“, womit demnach nur der Mittel- und Unter-Rhein gemeint sein kann.

ist der Teuffel nicht vergnügt noch ruhig gewesen, als schon durch böser Leut Hülff das vor diesem unerhörte unnd dem menschlichen Geschlecht sehr schädliche Geschütz erfunden worden: sondern er fähret noch täglich fort mit neuen Erfindungen solche böse Künste zu häuffen, daher geschieht es, wie es die Erfahrung bezeuget, dass etliche verfluchte Leuth die Kugeln mit schädlichem tödtlichem Gifft anstecken, so gar, dass auch die geringste Wunden darvon tödlich werde." Hier müssen denn wieder Theriak, Bezoar und andere Alexiterien in Anwendung gezogen werden. Bei Gelegenheit eines sehr genau beschriebenen Falles von Schussfraktur des Oberschenkels giebt der Autor die Lehre, dass die Bleikugel sich am Knochen mitten entzweischneiden könne, und dass man, wenn sich bei solchen Verletzungen Knochensplitter ablösten, niemals solche gewaltsam herausreissen solle, wenn sie nicht ganz lose sind, selbst wenn diese Loslösung Monate und Jahre lang daure; man solle denn die Fisteln später erweitern und die „losen Beiner" herausziehen; er giebt zu diesem Zweck besondere Zangen und Haken an.

Die Amputationen im siebzehnten Jahrhundert.

Als einzige Indikation für die Amputation wird nur der kalte oder heisse Brand betrachtet; es wird daher diese Operation immer bei diesem Capitel besprochen; da es eines der besten aus den Schriften Hilden's und zugleich dadurch historisch wichtig ist, dass es den Zustand dieser Operation zu jener Zeit sehr genau schildert, so wollen wir hier kurz darauf eingehen.

Was die Stelle betrifft, an welcher die Amputation vorgenommen wurde, so bestanden zunächst darüber verschiedene Ansichten, ob dieselbe im brandigen Theil selber, ob zwischen brandigem und gesundem, oder ob im gesunden amputirt werden sollte. Wenngleich nach Hippocrates, Celsus und den besseren Chirurgen des Mittelalters (Vigo, Guilhelmus de Salcieto, Guido de Cauliaco, Maggius, Paraeus, Botallus etc.) der Schnitt im Gesunden gemacht werden musste, so gab es doch viele, welche dies Verfahren der Blutung wegen fürchteten, und deshalb im oberen Theil des Brandigen amputirten, wo die Blutung (wegen schon eingetretener Thrombose) sehr viel geringer war; als Mittelweg hatte man vorgeschlagen in der Grenze zwischen Brandigem und Gesundem den Schnitt zu führen. — Hilden erklärt dies als durchaus schlecht und von schlechten Erfolgen begleitet; er beweist dies durch angeführte Krankengeschichten, durch die Ansichten der besseren Schriftsteller, wobei er komischer Weise auch zwei Verse aus Ovids Metamorphosen anführt:

> „Cuucta prius tentanda, sed immedicabile vulnus
> Ense recidendum est, ne pars syncera trahatur."

Als einen besonderen Nachtheil führt er an, dass nach der Abstossung der brandigen Weichtheile der Knochen weit hervorstehe, und dies zuweilen eine zweite Operation nöthig mache; derselbe Uebelstand ereigne sich auch wenn man nach der Amputation das Glüheisen unverständig anwende. — Man soll auch immer höher amputiren als es gesund erscheine, da der Brand in der Tiefe gewöhnlich schon weiter gegangen ist als es äusserlich zu sehen; so abenteuerlich seine Beweise für diese Ansicht sind, so ist doch die Beobachtung sehr richtig. Dann legte Hilden auch Gewicht auf eine gewisse Eleganz bei der Operation. „Die Verrichtungen der Wundärzt sollen zierlich und scheinlich geschehen. In der Verrichtung aber oder dem Schnitt der im faulen Fleisch geschicht, da erstlich das Fleisch und Bein hinweg geschnitten werden, hernach die Brenneysen so vielmahlen widerholt werde, dass nicht nur das Haus, sonder auch die gantze Gass von solchem Gestank erfüllet wird, wie Falloppius von einem schreibt, und der Kranke also lange Zeit grausam gemartert wird, bei solchem Wesen kan ich kein Zierligkeit noch scheinliche Arth finden oder sehen."

Die Körperregionen an welchen man damals amputirte, waren lange nicht so zahlreich wie jetzt. Dies hing zum Theil davon ab, dass man nur den einzeitigen Cirkelschnitt machte, und sich vor den Amputationen hoch oben am Schenkel sehr scheute, zum Theil jedoch auch davon, dass man zum Ersatz des Fusses nur einen Stelzfuss hatte, in welchen das flektirte Knie mit einem kurzen Stumpf eingepasst wurde. Daher giebt Hilden den Rath wenn der Brand auch nur am Fuss sei doch unter dem Knie („am Ort des Hosenbands") zu amputiren. „Hat aber der kalte Brand das Knye schon gewunnen, so soll der Wundartzt so wenig von dem gesunden hinweg nehmen, als immer möglich. Denn je näher ein Glidmass wird bey den Leibe abgeschnitten, je gefährlicher auch die Wirkung ist." Die Amputation in den Gelenken wird gelobt, und ist vorzuziehen, wenn sie ausführbar ist; dieser Ansicht war auch Guido und Joubert; im Allgemeinen wurden die Exarticulationen damals fast nie geübt mit Ausnahme der Hand, die gewöhnlich im Gelenk amputirt wurde. Hilden erwähnt jedoch, dass er auch Exartikulationen im Kniegelenk mit gutem Erfolge gemacht habe.

Was die Vorbereitung zur Operation betrifft, so legt Hilden darauf allerdings etwas Gewicht, jedoch soll man sich nicht daran binden, wenn die Operation wegen raschen Fortschreitens des Brandes dringend ist. Abführmittel, Regelung der Diät, Kräftigung durch Brühe und Wein sind die Hauptmittel; der Aderlass ist nur bei sehr vollblütigen Menschen nöthig; doch hat man es in der Hand, je nach der Individualität des Patienten ihm bei der Operation mehr oder weniger Blut abfliessen zu lassen, und ist dies vorzuziehen. „Endlich soll man seine Haussgenossen und guten Freund zusammen kommen lassen, die mit gebognen Knyen und erhobnen Händen und Hertzen Gott umb glückliche Verrichtung eyferig anruffen." Die Instrumente zur Operation und zur Blutstillung sowie Mittel gegen eintretende Ohnmacht soll man sich zurecht legen, womöglich aber Alles doppelt haben, damit man nicht in Verlegenheit geräth, wenn etwas zerbricht. — Die Anästhetica aus Narcoticis werden verworfen, denn wenn man sie in starken Dosen gäbe, so seien sie schädlich, in schwachen Dosen unnütz.

Jetzt ging es an die Operation selbst; die Weichtheile werden von Assistenten stark in die Höhe gezogen und dann mit einer Schnur „welches die Weiber das Haar auffzubinden gebrauchen“ mehrfach dicht oberhalb der Stelle wo amputirt werden sollte, scharf umwickelt, „daher folget, dass der Ort entschläfft und seiner Empfindlichkeit zum Theil beraubt wird: Und der Schnitt ist desto weniger Schmertzhafftig.“ „Es verschleusst das Schnur aber die Hertz- und Blutadern, also dass man keine ungestümmigkeit des Blutens hat zu fürchten.“ Andere Operateure banden das Glied auch über und unter der Amputationsstelle nach Guido de Cauliaco. — Der Kranke befand sich in sitzender Stellung auf einem Stuhl oder auf der Erde liegend; im Bette ist die Operation unbequem und unsicher. Die Wichtigkeit welche Hilden auf alle diese Anordnungen legt, beweist neben vielem Andern seine grosse Erfahrung in dieser Operation. — Um die Weichtheile nach gemachtem Schnitt zurückzuziehen und den Knochen isolirt zu durchsägen hatte man theils die von Guido angegebnen Retractionstücher, die noch von vielen Chirurgen gebraucht werden, theils die von Hilden erfundene Hose an deren offnem am Schnitt angelegten Ende sich ein Schnürstrick befand, womit dieselbe zugezogen und dann damit die Weichtheile zurückgezogen wurden.

Die Führung des Schnitts anlangend giebt Hilden den Rath, erst die Seite einzuschneiden, an welcher die wenigsten Gefässe liegen; übrigens übte er den einzeitigen Cirkelschnitt nach Celsus mit starker Retraktion der Weichtheile und möglichst hoher Absägung des Knochens; die von ihm abgebildeten Instrumente sind: ein sichelförmiges und ein zweischneidiges bauchiges Messer (letzteres zur Durchschneidung der Weichtheile zwischen den Knochen), eine starke Bogensäge, die Stiele dieser Instrumente zierlich in Gothischen Formen geschnitzt. Es wird sehr empfohlen das Messer vorher glühend zu machen, da dann der Schnitt weniger schmerzhaft und die Blutung fast auf Null zu reduciren sei.

Ausser dieser Methode war es damals besonders bei weniger gebildeten Wundärzten (doch auch bei den Italiänern) beliebt, die Amputationen kleinerer Gliedmassen besonders der Finger und Hand mit einem starken Meissel oder mit einem Beil zu machen (die später von v. Graefe wieder aufgenommene dactylosmileusis); auch giebt Hilden für die Amputation der ersten Finger- und Zehenphalangen einen besonderen Hohlmeissel an. — Man brauchte für die Finger zuweilen starke schneidende Zangen, womit das Glied abgekniffen wurde. — Für grosse Gliedmassen existirte eine Art von Amputationsmaschine, bestehend aus zwei genau auf einander liegenden starken Schneiden, zwischen welche das Glied gebracht und dann durch rasches Herunterschlagen der oberen Schneide guillotinirt wurde. „Magister Jac bekennet, dass durch sein Hülff etliche noch leben, denen auff solche weiss der Schenkel abgenommen, welche nicht anderss vermeint, als wäre ihnen bloss ein Fünklein vom Licht auf den Fuss gefallen, als man ihnen das Glied abgenommen.“ Im Allgemeinen tadelt jedoch Hilden dies Verfahren, da es die Knochen nicht selten zersplittere, schlechte Stümpfe an grossen Gliedmassen gebe, und überhaupt eines rechtschaffenen Wundarztes unwürdig sei.

Die Blutstillung nach der Amputation wurde damals allein mit dem ferrum candens gemacht, trotzdem die Ligatur durch Paré bereits wieder in Gebrauch genommen war, die übrigens vorher schon Celsus, Galen, Avicenna, Guido, Vesal kannten. Hilden rühmt die Unterbindung der Gefässe sehr, doch hält er sie für ausserordentlich unpraktisch, da sie viel zu sehr aufhalte. Dies kann man nur richtig verstehen wenn man die grossen Unterbindungszangen ansieht die dazu gebraucht wurden; die Instrumente im Princip des fixirten Verschlusses vollkommen richtig construirt, waren dennoch in der Mechanik zu ungeschickt, als dass man sie irgendwie mit unsern jetzigen

Schieberpincetten vergleichen könnte. Dann ist zu berücksichtigen, dass man noch kein Tourniquet hatte, da die Erfindung des isolirten Drucks auf den Arterienstamm erst der Entdeckung des Kreislaufs nachfolgen konnte, die zwar schon 1628 von Harvey veröffentlicht wurde, doch aber erst sehr viel später allgemeineren Eingang fand. Es ist daher sehr ungerecht, den Wundärzten der damaligen Zeit vorzuwerfen, dass sie die Bedeutung der Arterienunterbindung verkannt haben sollten; die Unterbindung würde auch heute noch unpraktisch sein, wenn wir nicht die Hauptarterie des betreffenden Gliedes isolirt zu comprimiren im Stande wären. Ich bezweifle sehr ob wir uns so geschickt bei der Blutstillung durch ferrum candens benehmen würden wie Hilden; gleich nach der Durchsägung nahm er in jede Hand ein spitzes Glüheisen und cauterisirte damit die Oeffnungen der einzelnen Arterien bis die Blutung stand. Bei einer solchen Amputation des Oberschenkels verlor der Kranke nicht mehr als etwa 4 Loth Blut, wie es bei einzelnen Fällen angegeben ist! Wir müssen uns mit unsern jetzigen Hülfsmitteln schon recht beeilen, wenn der Blutverlust nicht grösser werden soll. —

Nach der Operation wurde die Wunde meist durch die trockne Naht mit Heftpflaster zusammengezogen, nachdem Charpiebauschen mit einigen stypticis zuvor aufgelegt waren. Die Nachbehandlung bestand in sehr genauer allgemeiner Ueberwachung der Diät und Verdauung, Behütung vor heftigen Gemüthseindrücken, Aufregungen namentlich vor Zorn u. s. w., während die Wunde später mit reizenden „fleischmachenden“ Salben behandelt wurde. In sehr vielen Fällen trat oberflächliche Nekrose des Stumpfs ein; „das Abfallen aber der Schüppen des Beins ist vor dem dreyssigsten oder viertzigsten Tage nach der Würkung nicht zu gewarten.“

Unter den Nachkrankheiten fürchtet Hilden ausser den Nachblutungen am meisten „das unmässige Wachen, Unruhe und Hirnwüten“ was nach den beschriebenen Erscheinungen dem jetzt von uns als Pyämie bezeichneten Krankheitscomplex entspricht, und den „Krampf oder Gezicht“ vermuthlich Trismus und Tetanus.

Die Trepanation wird von Hilden als solche nicht erwähnt, sondern nur das Anbohren des Schädels, welches mit einer besonderen Art von Perforativtrepan gemacht wurde, und das Erheben der deprimirten eingeschlagenen Schädelstücke mit Hülfe der von ihm construirten Elevatorien.

Der Chirurgie von Johann von Muralt, Chir. et Med. Doctor, Profess. Phys. und Stadt-Arzt in Zürich ist in der Ausgabe Basel 1711 eine „Wohlbewährte Feldschärer-Kunst“ angehängt. Die hier angegebenen Principien über die Behandlung der Schusswunden enthalten nichts Neues ausser dass die Haarseile für die Schusswunden wieder gänzlich verbannt, die Meissel jedoch beibehalten werden. In dieser kurzen Anleitung für die Feldscheerer sind ausser der Lehre von den Wunden nur noch die Frakturen und Luxationen abgehandelt. Hieraus sowohl als auch aus der Einleitung zu Hilden's „Feldkast“ scheint hervorzugehen, dass damals schon ganz bestimmte angestellte Ober- und Unter-Feldscheere bei einzelnen Regimentern fungirten, von denen nur die ersteren die grösseren Operationen ausführten. — Der oben genannten Ausgabe ist ein „Bericht von einer neuen Methode die Glieder abzunem̄en, welche viel komlicher, als die biss dahero in übung gewesen“ beigegeben, worin einem gewissen Pierre Sabouris Meister und Chirurgus der Republic von Genff die Priorität der Erfindung des Lappenschnitts Pierre Adrian Verduin von Amsterdam gegenüber gewahrt wird. Der Schweizer Chirurg hat die erste Exarticulation mit Lappen am Finger zum Erstaunen aller seiner Collegen im Jahre 1696 gemacht, während die von Verduin 1697 im Druck erschienene Abhandlung über den Lappenschnitt erst zwei Jahre später nach der Schweiz kam.

Während sich bisher die Deutsche Chirurgie fast ganz auf die Schweiz und den Elsass concentrirt, tritt am Ende des siebzehnten Jahrhunderts auch in Norddeutschland ein bedeutender Wundarzt und zugleich sehr fruchtbarer Schriftsteller hervor Matthaeus Gottfried Purmann. Anfangs in Halberstadt prakticirend trat er unter der Regierung des grossen Kurfürsten Friedrich Wilhelm in Brandenburgischen Militärdienst; er stand im Ganzen 12 Jahre in diesem Dienst und zwar, wie ich aus mehren Stellen seiner Werke entnehme, 9 Jahre bei dem Regiment des General Götz, einige Zeit auch beim Dörflingerschen Regiment. Er machte den ganzen Pommerschen Krieg gegen die Schweden mit; die meisten seiner Beobachtungen beziehen sich auf die Belagerung von Stettin, wo er besonders der schweren Verletzungen durch gläserne Granaten erwähnt. Nach dem Frieden von St. Germain (1679) trat Purmann aus dem Militärdienst und zog nach Breslau wo er als Stadtarzt eines sehr bedeutenden Rufes genoss, und seine gesammten Erfahrungen noch zuletzt in der „Chirurgia curiosa“ zusammenstellte und 1716 edirte [1]).

Mit der Constituirung eines stehenden Heeres unter dem grossen Kurfürsten war auch eine Regelung der militärärztlichen Einrichtungen vorhanden; es war nicht allein jedem Regiment, sondern auch jeder Compagnie ein Feldscheer zugetheilt, eine Einrichtung, die sich fast bis in die neuste Zeit erhalten hat.

Purmann hat seine Erfahrungen in der Militärchirurgie hauptsächlich in zwei Werken niedergelegt, in dem Buch betitelt „50 sonder- und wunderbare Schusswunden-Curen“ 1687 und 1690 von ihm selbst edirt, und in einem andern mit dem Titel „Rechter und wahrhafftiger Feldscheerer“ 1680 zuerst

[1]) Die Angabe Sprengel's, dass Purmann nur von 1674—1679 (die darnach von Haeser wiederholt ist) in Brandenburgischen Diensten stand, ist jedenfalls unrichtig, da er sehr oft erwähnt, dass er 12 Jahre lang diesem Staate gedient habe; es muss also, da das Austrittjahr 1679 wahrscheinlich richtig ist, weil mit diesem Jahre die Kriege des grossen Kurfürsten aufhörten, die Dienstzeit von 1667—1679 gewesen sein.

herausgegeben und später mit einem Anhang „der Pest-Barbierer“ versehen 1738. Das erst genannte Buch habe ich leider nicht in den Berliner Bibliotheken finden können. In dem zweiten ist der Abschnitt über die Schusswunden verhältnissmässig sehr kurz und enthält nur die allgemeinsten Principien. Aus ihnen sowohl als auch aus den betreffenden Capiteln des „chirurgischen Lorbeerkranzes“ und der „Chirurgia curiosa“ ist zu entnehmen, dass die Fortschritte nur unbedeutend waren. Die Ansicht von der verbrannten und vergifteten Beschaffenheit der Schusswunden ist zwar aufgegeben, doch ist die Behandlung mit Meisseln, statt deren Purmann sich jedoch lieber der Charpiewieken bedient, noch immer dieselbe, wenngleich auch wieder die blutige Dilatation unter Umständen empfohlen wird. Die stark reizenden Salben enthalten zwar nicht mehr die ätzenden Substanzen wie früher, sind aber dennoch immer aus unzähligen Schmierereien zusammengesetzt. Wie diese alten Herren mit diesem Ausstopfen der Schusscanäle durch Meissel, Salben und meist auch noch darüber gelegte Pflastern fertig wurden, ist nur daraus zu begreifen, dass sie den Verband 3—5 Mal täglich während der Eiterung erneuerten. Zur Extraction der Geschosse werden wieder löffelartige Kugelzangen gebraucht, und die Kugelbohrer und Schrauben als unbrauchbar verworfen. Der alte Purmann scheint im Ganzen ein recht vernünftiger Mann (wenngleich an wissenschaftlicher Bildung und natürlichem Scharfsinn sehr weit hinter Hilden zurück) bis auf mancherlei Aberglauben, von welchem er sich nicht loszureissen vermochte. Dies zeigt namentlich eins der letzten Capitel seiner Chirurgia curiosa „Anmerkungen über die Cur mit der Waffen-Salbe etc.“ Diesen schon von Hilden als Unsinn erklärten Aberglauben behandelt Purmann mit derselben würdigen Miene und einer ängstlichen Vorsicht, wie andere wichtige Abschnitte über die Wunden. Es wurden nämlich mit einer aus zahllosen meist thierischen Substanzen bestehenden Salbe die Waffen beschmiert, mit welchen die Wunden gemacht waren, oder in Ermangelung der Waffen irgend ein Holzspahn oder dergleichen; an der Wunde wird nichts gemacht, als Leinwand darauf gelegt und Reinlichkeit beobachtet. Die Waffe oder der Holzspahn aber wurde täglich mehre Male verbunden, an einem Ort von gemässigter Temperatur aufbewahrt weil der Patient enorme Schmerzen empfand, wenn die Waffe zu kalt oder zu heiss gelegen war (Purmann pflegte den betreffenden Holzspahn in der Hosentasche zu tragen). Man staunte wie wunderbar gut und schmerzlos die Wunden heilten und die Wundärzte ergingen sich in den kühnsten Hypothesen über die Wirkung der Salben per distance. Auch Purmann, der diese Behandlung oft in Anwendung zog, wenn die Wunde nicht besonders complicirt war, staunt über dieses Wunder, welches doch kein Wunder sein sollte, sondern auch rationell erklärt werden sollte. Bei der Durchlesung dieses ergötzlichen Capitels fiel mir die Zeit des seeligen Tischrückens ein, wo man sich auch selten mit dem Constatiren des Wunders begnügte, sondern sich die klarsten Theorien construirte, dass es aus physikalischen Gründen so sein müsse; leider wollten aber die Physiker die geistreichen Deduktionen der begeisterten Tischrücker nicht annehmen. Purmann will eigentlich auch nicht recht viel von der Waffensalbe halten und doch ist er innerlich davon überzeugt.

In der Technik der Amputation wurde Manches geändert, doch nicht grade verbessert. Nach der Operation wird die vorgezogene Haut durch die blutige Naht vereinigt, darauf dann Charpie mit Stypticis, ferrum candens weniger gebraucht, nur im Nothfall; die Unterbindung wird selten angewandt. — Die Exarticulationen werden wieder ganz verworfen; von den Lappenschnitten ist nicht die Rede. Der einzeitige Cirkelschnitt bildete sich jedoch durch das starke Zurückziehen während des Schnitts in die Weichtheile, was sehr dringend anempfohlen wird, immer mehr und mehr zu dem zwei- und mehrzeitigen um.

Die Trepanation im siebzehnten Jahrhundert.

Diese Operation ist in der Anleitung zur Feldwundarznei Purmann's nicht angeführt und scheint bei Schusswunden wenig in Anwendung gekommen zu sein. In der „Chirurgia curiosa“ sind die Indikationen in Folgendem zusammengefasst: „Es geschieht aber das Trepaniren vornehmlich zweyer Principal-Ursachen wegen, erstlich dass die durch Verletzung verursachten Schieffer und Beinlein, welche unter der Hirnschale stecken, und das harte und dünne Hirnhäutlein leicht beschädigen und stechen, auch andre grosse Zufälle verursachen können, desto besser heraus zu bringen. Zum andern wenn Eyter, Blut oder andere Feuchtigkeit unter die Hirnschale auf die Häutlein kommen, daselbst stehen bleiben, und verfaulen, so wird durch das Trepaniren ihne Lufft gemacht, und der Unrath abgeführt. Bissweilen muss man auch bohren, wenn der Bruch biss durch das Cranium hindurch geht, und die Hirnschalen dabey sehr eingebogen ist, dass sie nothwendig durch Instrumenta muss wieder aufgerichtet werden; oder auch, wenn sonst tägliche Zufälle vorhanden sind, und man nicht äusserlich sehen kann, was dessen Ursach ist.“ Die Trepanation soll womöglich bis zum 3. Tage ausgeführt werden, spätestens bis zum 8. Tage. Hilden trepanirte noch viel später, und sagt man dürfte sich nicht an Tage binden, wenn die Operation sonst nothwendig sei. Die Technik anbelangend, so brauchte man zu Purmann's Zeit schon wieder häufiger die Kronentrepane, während die früheren Meister sich fast nur der Perforativtrepane bedienten. Im Allgemeinen war zu dieser Zeit die Operation wieder auf den Hippokratischen Standpunkt gekommen, wozu besonders Guido, de Vigo, Faloppia, Carcano Leone, Andr. da Croce, Paré beigetragen hatten, während diese Operation bis zu den genannten Schriftstellern theils in Vergessenheit gekommen, theils aus Furcht vor der Schwierigkeit nicht geübt war. — Purmann hat keine besonderen Verdienste um die Verbesserung der Trepanation, wenngleich er sich viel darauf einbildet, dass er während des Sägens mit einem Tubulus die Späne wegblasen liess. Dass ich grade hier auf die Trepanation komme, hat nur darin seinen Grund, dass ich bei Purmann zuerst unter den deutschen Chirurgen die Indikationen in leidlich concinner, wenngleich ziemlich elastischer Form zusammengestellt fand.

Ich kann hier die Bemerkung nicht unterdrücken, wie sehr die individuelle Ansicht über den Werth einer Operation die historische Beurtheilung beeinflusst; es machte mir einen fast komischen Eindruck als ich bei C. Sprengel, der die Geschichte der Trepanation (das erste Capitel seiner Geschichte der Chirurgie) mit grosser Vorliebe behandelt hat, da er offenbar sehr dafür eingenommen war, folgende Stelle bei dem Urtheil über Lanfranchi fand (pag. 14): „Wie gross erscheint uns aber die rohe Unwissenheit der damahligen Zeit, wenn wir lesen, dass Lanfranchi das Daseyn der versteckten Knochenspalten durch den Schall, den die Schläge mit einem Stocke auf den Schädel hervor bringen, entdecken will." Nun finden wir in Stromeyer's Militärchirurgie pag. 420: „Durch Percussion mit einer silbernen Sonde habe ich in einem Falle, wo nur ein kleiner kaum zu entdeckender Riss durch die äussere Tafel ging, eine innere Absplitterung ihrem Umfange nach sicher diagnosticirt und haben sich eine Menge junge Aerzte von der Richtigkeit meiner Angabe überzeugt. — Lanfranchi und Ambroise Paré haben, wie ich finde, dieses diagnostische Kenntzeichen schon gekannt." Jetzt erst kommt Lanfranchi und die Zeit, wo man nicht trepanirte, wieder zu Ehren, nachdem die Geschichte sie verdammt hatte! Ich stimme zwar nicht dem Ausspruch eines Wiener Professors bei, der gern durch bramarbasirende Redensarten seine sonst sehr genialen Vorträge ausstaffirt, und von dem ich einmal sagen hörte: „Die Geschichte ist eine privilegirte Lüge!" Doch ist die Geschichte der Medicin jedenfalls so weit, dass man durch Autoritäten jede Ansicht stützen könnte! eine Geschichte ohne irgend einen Standpunkt wäre aber völlig unerträglich und auch nutzlos; die Geister unserer Vorahnen müssen sich daher schon gefallen lassen bald diesem bald jenem zu dienen. — Purmann empfiehlt sehr dringend das Hauptpflaster von Wirtz bei Kopfwunden, welches jedoch 3 Tage unangerührt liegen musste wenn es wirken sollte; der letztere Umstand ist gewiss der wesentliche, wie bei der Waffensalbe und bei der Anrufung des heiligen Geistes, welche Lanfranchi der Trepanation vorzog. Ueber die Erfolge der Operation ist aus den alten Schriften nichts zu entnehmen; die Statistik war damals noch völlig unbekannt! Nur wunderbare Geschichten werden uns erzählt, dass manche Menschen 7—8 Mal und öfter trepanirt wurden und doch nicht starben; es beweist dies nur, um mit Stromeyer zu reden, was der Mensch aushalten kann!

Italien.

Vigo. Ferri. Maggi. Botallo. Carcano. Falloppia. Aquapendens. Plazzoni.

Wir haben uns etwas lange bei unsern Ahnherrn aufgehalten, können jedoch uns in der Folge etwas kürzer fassen, da der Wechsel der Anschauungen über die Schusswunden bei den andern Nationen denselben Gang innehielt, wie bei den Deutschen, ja in den meisten Stücken ihnen vorausschritt, indem der Hauptsitz der medicinischen Bildung sich zu jenen Zeiten vorzüglich auf Italien, später auf Frankreich und Holland concentrirte.

Die erste Erwähnung der Schusswunden finden wir bei Giov. de Vigo (1460—1520), Leibarzt des Cardinals Giuliano della Rovere, der später als Julius II. den päpstlichen Thron bestieg. In dem Buch betitelt: Practica in arte chirurgia copiosa. Rom 1514. Lugdunum 1516. ist Cap. III. Tract. II. Lib. III. überschrieben: De vulnere facto ab instrumento quod bombarda nuncupatur et omnibus instrumentis currentibus eorum cursu. Der Autor thut sich sehr viel darauf zu gute, dass er über einen Gegenstand schreibt, von dem bisher noch keiner schreiben konnte, und citirt zu seinem eignen Lobe eine Stelle aus Galen (de ingenio sanitatis): „ille re vera medicus est, qui de nondum tractatis tractare scit.“ Vigo hat viele Schusswunden behandelt, er sagt von ihnen, dass diese Wunden 1) gequetscht und rund, 2) verbrannt, 3) vergiftet sind. Die Behandlung müsste daher verschieden sein, denn Galen hat gesagt: „contusio et combustio indigent humectatione, venenositas exsiccatione.“ Die Schusscanäle werden daher zuerst mit glühendem Eisen ausgebrannt, oder es wird kochendes Oleum sambucinum hineingegossen; später Unguentum aegyptiacum „deinde vulnus medicaminibus mollientibus curandum est“: Flüssige Butter, Gersten-Wasser, Wasser mit Regenwürmern; zuletzt Digestiva: Terpenthin mit Eigelb, endlich ein Emplastr. mundificativum, und abstersivum darauf.

Das erste grössere selbstständige Werk über Schusswunden ist: De sclopetorum sive achibusorum vulneribus autore Alfonsio Ferrio. Die erste Ausgabe zu Rom 1552 erschienen; ich kenne dies Werk nur aus Uffenbach Thesaurus Chirurgiae. 1610; Ferri, aus Neapel gebürtig, gehörte der römischen Schule an und war später Leibarzt des Papstes Paul III. Im Eingang dieser Schrift spricht der Autor von seiner Erfahrung über Schusswunden die er „longo usu et domi et belli“ erworben hätte, giebt jedoch nicht an welche Feldzüge er mitgemacht hat. In dem Anhang zu dem genannten Werk werden Schlachten in Pannonia und Campania so wie die Belagerung von Landresi erwähnt.

Die Ansichten über die Natur und Behandlung der Schusswunden sind in Folgendem zusammengefasst: „Vulneris igitur hujus, quoad combustionem, duplex curatio est; una quae adusti membri pustulas prohibeat leviter refrigerantibus: altera, quae locum emendat extergentibus sive mordicatione. Quantum vero ad venenum attinet, vehementer attrahentibus, ac calefacientibus utendum est, atque omne studium in laxando vulnere est adhibendum, ut venenum extrahi possit: et hoc quidem a principio, antequam per universum corpus diffundatur. Contusioni autem emollientibus digerentibusque tum saniem educentibus occursandum est. In fractura vero diligentia omnis adhibenda est, ad dolorem sedandum, abscessumque prohibendum leniter refrigerantibus.

Die complicirten theoretischen Anschauungen zogen wie immer so auch hier die complicirtesten Indikationen nach sich; die Mittel wurden daher so zusammengewürfelt, dass zu gleicher Zeit Medicamente der verschiedensten Art gemischt wurden. Das Studium der Materia medica und der Receptirkunst fasste damals eigentlich alles therapeutische Wissen in sich. Trotz dieser falschen Grundanschauungen finden wir doch bei Ferri einen grossen Reichthum an sehr genauen Beobachtungen: Kleidungsstücke und Stücke vom Panzer liegen oft in der Wunde und sind sehr schädlich, weil sie lange Eiterungen und Abscesse bedingen; man macht die Untersuchung der Schusscanäle besser mit dem Finger als mit der Sonde. Ausser den schon oben erwähnten Instrumenten zur Extraction der Geschosse erfand Ferri eine Sonde mit einem Ring, dessen Durchmesser demjenigen der Kugel entsprach, und womit letztere gefangen und extrahirt werden sollte, ferner eine Sonde zum Zusammenschrauben, zur Untersuchung sehr langer Schusscanäle; endlich das Alphonsinum, ein Instrument mit drei auseinanderfedernden Branchen, die durch einen Ring zusammengeschoben wurden, ebenfalls zur Extraction fremder Körper. (Es hat dies Instrument die grösste Aehnlichkeit mit demjenigen von J. Hunter zur Extraction fremder Körper aus der Harnröhre und Blase). — Die Allgemeinerscheinungen nach schweren Verletzungen sind gut beschrieben, auch werden die Quetschungen ohne Wunde, besonders von Kanonenkugeln herrührend, besprochen. — Besonders erwähnenswerth ist es jedoch, dass Ferri unter den Blutstillungsmitteln auch die Ligatur nennt; nachdem er die Styptica und die Tamponade beschrieben hat, fährt er fort: „Quod si haec remedia sanguine vincantur, ad venae vel arteriae illaqueationem deveniendum est, quod hoc modo fit; sit exempli gratia transversum vulnus in rasceta manus, tum supra ejus juncturam tribus aut quaternis digitis vena vel arteria acu deprehenda est: Quae sane acus ferrea sit, longa semipalmum, tum retusis lateribus quadrata, ne in transuendo intercidat, ac recta, nisi prope cuspidum, qua parte falcatum, ac retortum ad basis foramen esse oportet. — Ea itaque duplex filum ducente vena solum, sive arteria prehendatur. In quo plurimum juverit anatomica cognitio, deinde duobus hinc inde fili capitibus pulvinum plurimo duplicatione constantem, seu plures alterum alteri impositos, superne, ac strictim non nimio tamen cum dolore comprehendum est, nec dimittendae usque dum venae vel arteriae conglutinationem factam existimes.“ Wenn auch dem Autor der Unterschied zwischen Arterie und Vene nicht so ganz klar gewesen ist, so unterliegt es jenem Citat zufolge doch keinem Zweifel, dass ihm die kunstgerechte Unterbindung oder Umstechung der Arterien an gewissen Wahlstellen durchaus bekannt war. — Die Wunde muss um den Ausfluss des Eiters zu erleichtern nach unten liegen, sonst müssen Incisionen zur Erweiterung und Gegenöffnungen gemacht werden. — Die Venesection ist nach dem Kräftezustand zu bemessen, nicht rathsam vor dem dritten Tag, weil bis dahin das Gift nicht getilgt ist; der Aderlass ist des Morgens früh vor Sonnenaufgang, wo es noch kühl ist, zu machen. Nur bei Brustwunden soll kein Aderlass gemacht werden, weil der Körper dadurch, dass viel „spiritus“ mit dem Blut aus den Lungenwunden fliesst, schon zu sehr geschwächt ist. — Die blosgelegten Knochen müssen von erfahrnen Chirurgen noch mehr entblösst und geschabt werden. — Kugeln können ohne Schaden zuweilen im Körper bleiben (Averroës habe gesagt, dass das Blei eine gewisse Affinität zum Fleisch habe), andere fremde Körper werden jedoch immer ausgestossen. — Nach Verwundung in der Nähe der Gelenke ziehen sich die Glieder zusammen, so dass sie unbrauchbar werden; warme Bäder von 10 Theilen Oel und 1 Theil weissen Essig, Reibungen, langsame, tägliche Bewegungen, doch ohne Schmerzen zu verursachen, sind dann vortheilhaft; Instrumente, die zur Ausdehnung der Glieder nöthig sind, muss sich jeder Chirurg für den einzelnen Fall erfinden. —

So wenig wir jetzt mit den mitgetheilten Ansichten Ferri's in allen Stücken übereinstimmen, so ist doch nicht zu leugnen, dass er seine Beobachtungen gut benutzte, denn es lag ihm aus früherer Zeit nur das Wenige vor was wir von de Vigo mitgetheilt haben.

Gleichzeitig mit dem Werk von Ferri erschien das Buch von Bartholomeus Maggius: „de vulnerum sclopetorum et bombardarum curatione tractatus. Bononiae 1552.“ Maggi Feldarzt in päpstlichen Diensten (die Belagerungen von Parma und Mirandula werden erwähnt), später Professor zu Bologna und Mitgründer der Bologneser Schule, lebte von 1477—1552. Er war als Chirurg viel bedeutender als Ferri, und hatte bereits viel von den älteren Ansichten abgestreift; wenn er auch Galen, Avicenna, Paulus, Hippocrates oft citirt, so steht er doch auch schon zum grössten Theil auf eignen Füssen. Maggi führt zuerst unter den Italiänern den Beweis, dass die Schusswunden nicht verbrannt sind, sondern gequetscht; auch seien sie nicht giftig, denn weder die Bestandtheile des Pulvers seien es, noch habe das Pulver, wenn es in der Haut liegen bleibe, irgend welchen Nachtheil. — Penisculli (plumasseaux) und Haarseile von Charpie werden in die Wunden eingeführt. Man kann die Wundränder oberflächlich cauterisiren, wenn sich viel abstösst; zu viele Umwicklungen um die Wunden sind schädlich. Die Reihenfolge der Salben ist folgende: digestiva, abstergentia, sarcotica, epulotica, cathaerectica. — Die Kugeln müssen sofort ausgezogen werden, oder wenn sie der entgegengesetzten Seite näher liegen, durch eine Incision entfernt werden. Die Instrumente (alle auf besondern Tafeln vortrefflich abgebildet) zur Kugelextraction sind: hamus simplex et duplex, forceps cava, forceps dentata, rostrum corvinum, forceps anserina, terebellum, spathula (Kugellöffel), ausserdem eine von Maggi erfundene auseinandernehmbare Zange, von der jeder Arm isolirt angelegt und dann im Schloss vereinigt wurde. Der Kranke muss bei der Extraction der Kugeln diejenige Stellung annehmen, welche er bei der Verwundung hatte. — Nachblutungen entstehen oft erst spät, während die Eschera sich löst. Bei Knochenwunden wird ein fester Verband angelegt, in den nach 3 Tagen mit schneidenden Zangen eine Oeffnung, der Wunde entsprechend, gemacht wird. Tritt in Folge der heftigen Entzündung Gangrän ein, und nutzen die Aetzmittel und Ferrum candens nichts, so muss die Amputation gemacht werden; dabei werden die Weichtheile sehr stark in die Höhe gezogen; Maggi sagt er habe dies von den Lictoren von Venedig gelernt, die beim Abhauen der Hände der Verbrecher zuerst die Haut stark anzögen, nach der Amputation dieselbe wieder hervorzögen und das Fleisch eines eben getödteten Huhnes dagegen nähten. Nach der Amputation wurde das Glied in siedendes Oel mit Schwefel getaucht, auch wohl ferrum candens angewandt, und pulvis combusti chalcanti aufgestreut; „recentiores medici" amputiren mit einem glühenden schwertartigen Messer. Es ist besser im Gesunden zu amputiren, doch geht es nicht immer, da oberhalb des Knies und des Ellenbogens die Blutung zu gefährlich ist.

Während in den bisher citirten Werken eine ermüdende Weitschweifigkeit herrscht, und auch bei den besseren Schriftstellern die Citate fast ein Drittheil der Bücher betragen, ist es wahrhaft erquicklich die Schrift von Leonardo Botallo „de curandis vulneribus sclopetorum Lugdunum 1560." zu studiren. Er war zu Asti 1530 geboren und lebte zuletzt in Frankreich als Leibarzt Carl's IX.; sein Styl ist kurz und bündig, sein Geist sprudelnd wie Astenser Wein. Man fühlt dass er sein Buch als junger Mann schrieb, als ihm die Bilder aus den Feldzügen noch lebendig vor Augen schwebten; eine gewisse Genialität leuchtet überall hervor; sein Buch hatte auch eine weit grössere Verbreitung als andere, namentlich in Deutschland; Hilden citirt ihn oft, wenn er auch als älterer bedächtiger Mann die Therapie und Operationsweise des feurigen Italiäners nicht immer gut heisst. Der Hauptinhalt des betreffenden Buchs ist, insofern er von den früheren Ansichten abweicht, folgender: Die Schusswunden sind weder giftig noch verbrannt sondern nur gequetschte Wunden; dies wird zur Widerlegung de Vigo's und Ferri's sehr weit ausgeführt und bewiesen; Maggi und Paré werden nicht erwähnt. Es wird an den Wunden viel zu viel herumgequetscht und untersucht, erweitert und geschnitten, namentlich von Leuten, die gar keine anatomische Kenntnisse haben. Die Zangen und das Alphonsinum sind sehr wenig brauchbar zur Extraction der Geschosse. — Wenn die Knochen gebrochen, das Fleisch und die grossen Gefässe einer Extremität gerissen sind, muss amputirt werden. — Die Venesection ist nicht an bestimmte Tage gebunden, sie kann gleich zu Anfang gemacht (contra Ferri) und muss nach Bedürfniss wiederholt werden. — Die äusseren Mittel sind sehr reducirt; anfangs: Praecipitatum Mercurii mit Rosenöl und Butter zur Salbe verrieben wird in die Wunde mit Charpie eingeführt, später carnificantia: mel, cum hordei farina vel fabarum, mit Zusätzen von aristolochia, terebinthina, thus, aloe etc. zusammenzusetzen von dem Arzt „prout ulceris habitudo, vel partis natura, vel hybernum, vel aestivum tempus.“ Die meisten Chirurgen fehlen darin, dass sie die Wunden zu sehr ausstopfen. — Nun folgen die Grundsätze für die Behandlung der Kopfwunden, die fast bis zu unseren Zeiten geltend waren. Wenn innere Theile verletzt sind, oder der Chirurg es wenigstens glaubt, muss sofort der Schädel freigelegt werden, die etwa eingedrückten Schädelstücke müssen herausgebohrt oder geschraubt werden. Ist die Kugel eingedrungen, dann ist nichts zu hoffen; sind Splitter ohne die Kugel eingetrieben, so entfernt man diejenigen vorsichtig die lose sind. Muss trepanirt werden, so soll es so früh als möglich geschehen; innerer Bluterguss, Eiterung von innen, Druck durch Depression des Schädels sind die Hauptindikationen; es gehört jedoch viele Erfahrung und Ueberlegung dazu, um die

Fälle zu unterscheiden, wo das Gehirn nicht verletzt und doch die heftigsten Erscheinungen vorhanden sind. — Die penetrirenden Brustwunden sind unheilbar wenn Lunge, Zwerchfell, Herz oder Herzbeutel verletzt sind. Die Kugel ist zu extrahiren wenn sie leicht zu finden ist, am besten mit einer hakenförmig gebogenen Sonde; die Wunde kann dazu um ein Geringes längs der Rippen erweitert werden. Bei Ansammlung von Blut oder Eiter im Thorax sind diese Flüssigkeiten durch Incision an der möglichst tiefsten Stelle zu entleeren. — Penetrirende Bauchwunden sind immer höchst gefährlich, man soll womöglich nicht dilatiren und nicht zu viel nach der Kugel suchen. — Ueber die Extremitäten-Wunden und die Amputation ist nichts Neues gesagt. —

Fast keiner der nachfolgenden italiänischen Schriftsteller des siebzehnten Jahrhunderts hat sich in Betreff der Schusswunden über Botallo erhoben.

Die Schrift von Joh. Bapt. Carcano Leone „de vulneribus sclopetorum 1583 ist mir nicht zu Händen gekommen; nach Sprengel hat er sich an Maggi angeschlossen; sein Buch über die Kopfwunden ist für die Geschichte der Trepanation von grosser Wichtigkeit, doch ist es entsetzlich weitschweifig geschrieben. — Von Vésal, der dem ganzen damals gebildeten Europa angehörte (in Brüssel geboren 1513, anfangs Wundarzt im Heere Carl's V., später Professor in Padua, zuletzt Leibarzt Philipp's II. von Spanien), haben wir, wenngleich er zweimal Feldzüge mitmachte, nichts Besonderes in Bezug auf die Schusswunden zu erwähnen; er war zu sehr leidenschaftlicher Anatom und benutzte daher auch die Feldzüge mehr zu anatomischen Zwecken.

Vésal's Nachfolger in Padua, Gabriele Falloppia (1532—1562), früher Professor in Pisa, einer jener hochberühmten Anatomen, die in Oberitalien ein neues Licht über die medicinischen Wissenschaften verbreiteten, hat in seinem Tractatus de vulneribus particularibus ebenfalls die Schusswunden kurz abgehandelt; Neues ist nicht darin ausser der Erwähnung eines bistouri caché, dessen man sich zur Dilatation der Schusscanäle bediente: „recentiores autem habens fistulas quasdam in quibus latent gladioli: imponunt enim gladiolos in syringa latentes, et tandem manubrium eorum stringentes faciunt, ut gladioli e syringa exeuntes vulnus dilatent." —

So gross das Verdienst ist, welches Falloppia's Nachfolger an der Venezianischen Universität Padua, der bekannte Fabricius de Aquapendente (1537—1619) sich um die Chirurgie erwarb, so hat er doch in Betreff der Schusswunden nichts Besonderes geleistet; er hat, wenn die Lebensbeschreibung, welche in der deutschen Uebersetzung seiner Chirurgie von Scultetus (Nürnberg 1716) richtig ist, keine Feldzüge mitgemacht, und seine Bemerkungen über die Extraction der Kugeln enthalten nur das Bekannte. Die Unterbindung der Arterien war ihm bekannt, und wird bei den Blutstillungsmitteln sehr gut beschrieben, doch wandte er sie nicht bei der Amputation an, und bedurfte sie nicht, da er im Brandigen amputirte. Ein grosser Rückschritt! Botallo hatte schon den richtigen Satz aufgestellt, man solle in der Demarkationslinie oder im Gesunden amputiren. Fabricius scheint viel Talent zum Aristokraten gehabt zu haben; er war sehr reich, wurde zum Ritter geschlagen, nahm von fürstlichen Personen kein Geld, sondern nur kostbare Geschenke, die er in seiner „Rüstkammer" sammelte. Der grosse Ruhm den er genoss hatte den alten Herrn zuletzt wie manchen andern grossen Gelehrten sehr eitel gemacht.

Endlich habe ich mich auch durch das dicke weitschweifige Buch von Francesco Plazzoni durchgearbeitet; es ist betitelt: De vulneribus sclopetorum tractatus ed. Patavii 1643; er sagt Eingangs: „fui in principio belli Forcinhensis serenissimi senatus Veneti decreto ad utramque medicinam exercendam in castra missus." Verfasser nimmt wieder die alte Lehre auf, dass die Schusswunden vergiftet sind. Wie lange hat es doch von jeher gedauert, alte Vorurtheile auszurotten! Uebrigens enthält das Buch alles Wesentliche nach damaligem Zustand der Dinge sehr vollständig. Von den Amputationen nach Schussfrakturen sagt er, nachdem er die Technik (Amputation im Brandigen) auseinandergesetzt hat: „Et haec breviter quoad curationem gangraenae et sphaceli, qui quidem affectus lethalissimi semper post haec sclopetorum vulnera oriuntur, dicta sint.“

Frankreich.

Joubert. Paré. du Chesne. Guillemeau. Vigier.

Die erste Schrift über Schusswunden ist in Frankreich wahrscheinlich von Laurentius Joubertus (1529—1583), Kanzler der Universität Montpellier und königlicher Leibarzt, bekannt durch das kräftige Auftreten gegen die Galenischen Lehren und den Aberglauben der Zeitgenossen. Ich kenne das betreffende Buch von Joubert nur aus den Citaten von Paré, es scheint sich im Allgemeinen an die Ansichten de Vigo's angelehnt zu haben. —

Ambroise Paré de l'Aval au Maine, Conseiller et premier Chirurgien du Roy Charles IX. (1517—1590) war bekanntlich der bedeutendste Chirurg des sechszehnten Jahrhunderts. Er hatte in mehreren Feldzügen Erfahrungen über Schusswunden gesammelt, und schrieb darüber, wie er sagt, auf Veranlassung von Sylvius ein Buch, welches sehr vielfach neu herausgegeben ist und in der Gesammtausgabe von Paré's Werken eingefügt ist als: L'onzième livre, traictant des playes faictes par arquebuses, et autres bastons à feu, flesches, dards et des accidens d'icelles. — In wie weit der Inhalt dieses Buchs originell ist, lässt sich sehr schwer bestimmen. Die erste Ausgabe ist von 1545: das Buch von Maggi soll in erster Auflage bereits 1542 erschienen sein: wenn es Paré schon bekannt war, so ist der Werth seiner neuen Anschauungen dadurch sehr geschmälert. Maggi's Name kommt in den früheren Ausgaben von 1545, 1552, 1562 gar nicht vor; in meiner Ausgabe: Lyon 1641 (also nach Paré's Tode) wird er im letzten Capitel (Apologie touchant les playes faictes par arquebuses) erwähnt, indem gesagt wird dass ein neuerer nicht genannter Arzt (Quercetanus?) ein Buch geschrieben habe, welches zum Theil wörtlich aus der vortrefflichen Schrift von Maggi abgeschrieben sei. In dem genannten Capitel wird auch Botallo (monsieur Botal, medecin ordinaire du Roy) erwähnt. In wie weit die genannte späte Ausgabe von Paré's Werken Zusätze von Andern enthält vermag ich nicht zu entscheiden, da mir nur noch die lateinische Ausgabe zum Vergleich zu Gebote stand.

Mag dem nun sein wie ihm wolle, so hat Paré jedenfalls das grösste Verdienst um die Behandlung der Schusswunden; seine Stellung, sein derber Charakter, sein unermüdlicher Eifer und Fleiss, seine Lust am Schriftstellern mussten ihm einen bedeutenden Einfluss erwerben und sichern, um so mehr als er selbst sehr überzeugt war von seinem Genie und von dem Werthe seiner Schriften von denen er sagt:

„Mais arrière, envieux: car eternellement
„On verra malgré vous ce mien ouvrage vivre!"

Es kamen bei Paré wie bei manchem andern bedeutenden Manne viele Umstände zusammen, die ihm Ruhm bei den Zeitgenossen und Nachkommen sicherten. Jeder grosse Mann der seinen Zeitgenossen ein Riese zu sein scheint, schrumpft gar gewaltig zusammen wenn man ihn im Verhältnisse zu seinen Vorgängern beleuchtet; dann verschwinden die Persönlichkeiten immer mehr und mehr, und der allmählige Fortschritt wird klarer, als wenn man von einer hervorragenden Persönlichkeit zur andern überspringt. So ist Paré gewiss als das französische Prototyp eines ausgezeichneten Mannes jenes Jahrhunderts hinzustellen, doch muss man dabei nicht vergessen, dass er auf den Schultern seiner italiänischen, französischen und holländischen Vorgänger und Zeitgenossen stand in einer Zeit, wo ein mächtiger Aufschwung der medicinischen Wissenschaften überhaupt zum Durchbruch kam.

Paré war im Jahre 1536 Chirurg des Capitain General des gens de pied Montejan, und machte während des Krieges welchen Franz I. von Frankreich mit Carl V. Kaiser von Deutschland führte, einen Feldzug mit dem genannten Heerführer nach Piemont. Die Franzosen nahmen damals denselben Weg über den Pass von Susa, wie in diesem Jahre, und zogen direct auf Turin los. Paré, damals 29 Jahr alt, hatte noch keine Schusswunden behandelt, sondern wusste nur aus Vigo's Schriften, dass diese Wunden vergiftet und verbrannt seien, und mit heissem Oel und Theriak ausgebrannt werden mussten; er machte es eben allen andern Chirurgen nach und fährt hier in seiner Erzählung fort: en fin mon huile me manqua, et fus contraint d'appliquer en son lieu un digestif fait de jaune d'oeuf, huil rosat, et terebenthine. La nuict je ne peus bien dormir à mon aise, pensant que par faute d'avoir cauterisé, je trouvasse les blessez, où j'avois failly à mettre de ladite huile, morts empoisonez, qui me fit lever de grand matin pour les visiter. Où outre mon esperance trouvaz ceux ausquels j'avois mis le medicament digestif, sentir peu de douleur à leurs playes sans inflammation et tumeur, ayans assez bien reposé la nuict: les autres où l'on avoit appliqué ladite huile, les trouvaz febricitans, avec grande douleur, tumeur et inflammation aux environs de leurs playes: etc.

Nach dieser Anecdote wäre nicht zu zweifeln, dass Paré selbst gefunden hätte dass die Schusswunden nicht giftig sind, und dass ihn die späteren Studien der italiänischen Schriftsteller darin nur bestärkt haben, indessen war auch Paré ein Franzose und die Prioritätssucht, die jedem Franzosen angeboren ist, wird auch ihm nicht gefehlt haben!

Im weiteren Verlauf des erwähnten Feldzuges war dann Paré längere Zeit in Turin, wo er in Besitz eines Geheimmittels gelangte, welches er von einem italiänischen Chirurgen erhielt, nachdem er ihm $2\frac{1}{2}$ Jahre lang deshalb den Hof gemacht hatte. Dies berühmte Oleum catellorum spielt eine grosse Rolle in der Therapie Paré's und seiner Nachfolger. Paré erzählt darüber

Folgendes: „Il m'envoya querir deux petits chiens, une livre de vers de terre, deux livres d'huile de lys, six onces de terebinthine de Venise, et une once d'eau de vie: et en ma presence il fit bouillir les chien tous vivans en ladite huile, jusqu'à ce que la chair laissait les os: et apres mit les vers qu'il avoit auparavant fait mourir en vin blanc, à fin qu'ils jettassent la terre qui est tousjours contenue en leurs ventres. Etant ainsi vuidée, les fit cuire en ladite huile, jusqu'à ce qu'ils devindrent tous arides et secs: alors fit le tout passer par une serviette, sans grandement en faire expression: cela fait, y adjousta la terebenthine, et à la fin de l'eau de vie: et appella Dieu à tesmoing que c'estait son baume etc.“

Später erweiterte Paré seine Erfahrungen über Schusswunden noch in Mailand 1539, in einem Feldzuge nach der Champagne 1552, bei den Belagerungen von Metz, Hesdin, Rouen, und wurde dann 1563 erster Chirurg des Königs Carl's IX.

Die ersten beiden Abschnitte und das schon erwähnte letzte Capitel sind der Frage gewidmet, ob die Schusswunden vergiffte Brandwunden sind oder nicht. Paré beweist dass sie weder verbrannt noch vergiftet sind, sondern sich den gequetschten Wunden am nächsten anschliessen, und auch als solche zu behandeln sind; er kommt zu dem Schluss, dass die schlechte Mischung der Säfte und schlechte Luft die Hauptursachen sind, weshalb zuweilen die Schusswunden einen so üblen Verlauf haben. — Ich erwähne hier nur dasjenige, was Paré eigenthümlich ist; im Allgemeinen stimmt die Schrift mit der von Maggi völlig überein. — Die Wunde muss, wenn fremde Körper darin sind, gleich anfangs erweitert werden, theils mit besondern Dilatatorien, theils mit dem Messer. — Zu den Extractionsinstrumenten fügt Paré noch einen Kugelzieher „bec de Lezard“ hinzu, ein röhrenförmiges Instrument, an dessen Ende sich zwei bewegliche gezähnte runde Löffel befinden, von denen der eine durch eine in der Röhre verlaufende Feder zu bewegen ist.

Ausserdem finden wir bei Paré noch einen „bec de perroquet“ ein Instrument, welches in seiner Mechanik vollkommen mit den lithotryptischen Instrumenten übereinstimmt, nur dass der Schnabel viel kürzer ist: der männliche Arm des Instruments (le coulant) wird in dem weiblichen (la coulisse) durch eine Schraube bewegt. — Zum Durchziehen der „setons“ durch die Schusscanäle sind besondere geöhrte Sonden angegeben. — Die Wunden dürfen nicht ausgestopft und die Binden nicht fest darüber gebunden werden, doch zur Seite der Wunden können Compressivbinden zur Austreibung des Eiters angebracht sein.

Die Wunden am Kopf und an den unteren Extremitäten sind in grossen Städten schlecht zu behandeln; die Luft muss durch Räucherungen gereinigt werden, auch durch starkes Einheitzen (Cap. XIII.). — Bei Wunden an den Gelenken müssen sehr tiefe Einschnitte gemacht werden, fast immer tritt Steifheit ein, wenn die Kranken davon kommen. —

Bei der Amputation (s. das Buch von der Gangrän) muss der Schnitt im Gesunden gemacht werden, und zwar an den unteren Extremitäten immer dicht unter dem Knie, denn bei tiefer Amputation kann der Kranke mit dem Stelzen schlecht gehen. — Nach der Amputation wurde die Unterbindung oder Umstechung der Gefässe gemacht, bekanntlich eins der grössten Verdienste, welche Paré um die operative Chirurgie hat; er hatte diese Methode der Blutstillung aus Galen's Werken entlehnt und übte sie später ausschliesslich, indem er die Cauterisation ganz verwirft. Die Zangen zur Ergreifung des Gefässvolumens sind ziemlich unhandlich; es dauerte fast noch 100 Jahre bis die Unterbindung der Gefässe allgemeineren Eingang fand; ich habe schon oben bei der Auseinandersetzung der damaligen Amputationsmethode darauf hingewiesen, worin dies seinen Grund hatte. — Nach der Amputation vereinigte Paré durch die blutige Naht.

In Paré hatte sich die französische Chirurgie für lange Zeit erschöpft; die Schriften seiner Nachfolger im siebzehnten Jahrhundert enthalten in Bezug auf die Schusswunden keinen Fortschritt.

Joseph du Chesne (Quercetanus 1521—1609) ein Zeitgenosse Paré's schrieb ein ziemlich dickes sehr weitschweifiges Buch: Sclopetarius. Lugdun. 1576. Er kommt darauf zurück, dass zuweilen die Kugeln doch vergiftet seien, und die Wunden auch verbrannt. Quercetanus war ein treuer Anhänger des Paracelsus, und von Geburt ein Gascogner; trotz unzähliger Citate aus Galen, Ovid, Homer etc. und Hunderten von ellenlangen Recepten, findet man doch nichts Neues in seinem Buch.

Ein treuer Schüler Paré's war Jacque Guillemeau (1550—1612), Leibarzt Heinrich's IV. von Frankreich. In dem Werk „les operations de chirurgie. Paris 1602" (Gesammtwerke Rouen 1649) giebt er bei der Extraction fremder Körper auch Lehren über die Extraction der Kugeln, ganz nach Paré. Bei der Amputation wegen Gangrän wandte er zur Blutstillung wieder ferrum candens an; doch amputirte er auch schon bei vollständiger Zerschmetterung (wie Botallo zuerst) und zog dann die Unterbindung vor.

Der Abschnitt über Schusswunden in der „Chirurgia magna Jo. Vigierii Castrensis" (Hagae 1659) ist nur interessant durch die Betrachtungen welche über die grosse Mortalität der Verwundeten im Felde angestellt werden; er sucht die Hauptursache in der Verderbniss der Luft und in dem schlechten und wüsten Lagerleben, auch sei sehr viel die Unwissenheit der Feldchirurgen daran Schuld. — In Betreff der Amputation erwähnt er, dass man auch in den Gelenken mit ganz gutem Erfolge operiren könne, und dass zur Blutstillung theils das Glüheisen, theils die Ligatur in Gebrauch sei.

Fassen wir am Ende dieses Abschnitts kurz zusammen, wie sich im Laufe von 3 Jahrhunderten die Ansichten über die

Schusswunden gestalteten: Braunschweig, Vigo, Ferri und Joubert behaupteten, dass die Schusswunden vergiftet und verbrannt, und demnach zu behandeln seien. Maggi, Botallo, Paré, Hilden traten dieser Ansicht am entschiedensten entgegen, doch erhielt sich die ursprüngliche Ansicht noch bei einer sehr grossen Anzahl von Chirurgen. Die Schusswunden bluten sehr wenig, doch kommen nicht selten Nachblutungen vor. Die frühe und nothwendige Extraction der Kugeln und fremden Körper ist allgemein anerkannt, und sind dazu eine Menge Instrumente erfunden; liegt die Kugel dem entgegengesetzten Ende des Schusscanals nahe, und kann hier gefühlt werden, so schneidet man sie heraus; bei der Extraction lässt man die Kranken diejenige Stellung einnehmen, welche sie in dem Moment der Verletzung hatten. — Zuweilen können die Kugeln einheilen, sich in der Folge senken und später an entfernteren Theilen ausgeschnitten werden. — Das Princip der Erweiterung wird festgehalten; die Erweiterung wird anfangs unblutig durch Quellmeissel und Dilatatorien erzielt, später mehr durch Incision. Das anfangs gebräuchliche Ausstopfen der Schusscanäle mit Charpie und Haarseilen wird von den besseren Chirurgen bekämpft. — Die äusserlichen Mittel sind vorwiegend reizend, und darauf gerichtet, eine rasche Abstossung der zerquetschten Theile, und die Erzielung von üppigen Granulationen zu bewirken, endlich die Benarbung zu befördern.

II.

Die Feldwundarzneikunst im achtzehnten Jahrhundert.

Heister. Le Dran. Ravaton. Bilgner. Plenk. Schmitt. Percy. Richter. J. Hunter.

Schon in der letzten Hälfte des siebzehnten Jahrhunderts verbreiteten sich die wissenschaftlichen Schriften ziemlich rasch über alle Nationen, und wurden bald Allgemeingut der civilisirten Welt, was anfangs besonders dadurch erzielt wurde, dass alle wissenschaftlichen Bücher in lateinischer Sprache abgefasst zu werden pflegten, um sie allen Nationen verständlich zu machen. Allmählig hörte jedoch dieser Gebrauch auf, und es traten für die wichtigsten in der Nationalsprache der Autoren geschriebenen Bücher Uebersetzungen ein, besonders für die Chirurgen in Deutschland, die selten der lateinischen, auch nicht der französischen oder englischen Sprache mächtig waren. Wir können daher von jetzt ab die Fortschritte nach rein chronologischer Ordnung ohne Rücksicht auf die besonderen Nationalitäten verfolgen. —

Der Hauptglanzpunkt der Chirurgie liegt im achtzehnten Jahrhundert in Frankreich, besonders in Paris. Alle Fortschritte sowohl in der Chirurgie überhaupt, als auch besonders in der Militärchirurgie gehen in der genannten Zeit von den französischen Chirurgen aus. Erst gegen das Ende des achtzehnten Jahrhunderts erhebt sich die deutsche und englische Chirurgie mit J. Hunter und Richter in hohem Maasse und schreitet im jetzigen Jahrhundert so rasch vor, dass sie den Glanz der modernen französischen Wissenschaft bereits verdunkelt hat.

Das achtzehnte Jahrhundert könnte man in Bezug auf die Fortschritte der operativen Chirurgie als das Jahrhundert der Trepanation und Amputationen bezeichnen; beide Operationen gelangten in Bezug auf ihre Technik fast bis auf die Höhe, welche sie jetzt erreicht haben. Wir werden die Fortschritte und Uebertreibungen dieser Operationen (denn beides gehört anfangs fast immer zusammen) am Ende dieses Abschnitts kurz zusammenstellen.

Eine vermittelnde Stellung zwischen dem siebzehnten und achtzehnten Jahrhundert nimmt Lorenz Heister (1683—1758) ein. Er war in Holland gebildet unter Ruysch und hatte, bevor er Professor in Helmstädt wurde, mehre Jahre im holländischen Heere als Militärarzt in Diensten gestanden. So wie die ganze Chirurgie Heister's (1718. 3. Auflage 1731) zeichnet sich auch das Capitel über die Schusswunden durch Klarheit, Kürze und Bündigkeit aus. Es sind darin die damals als besten anerkannten Grundsätze wiedergegeben, ohne dass etwas Wesentliches hinzugethan wäre, ausser dass von ihm die vorläufige Anlegung des Tourniquets als zweckmässig bei heftigen Blutungen auf dem Schlachtfelde empfohlen wird.

Der erste bedeutende französische Militärchirurg jener Zeit ist Henry Francois Le Dran, Chirurgien de l'Armée en Allemagne, chirurgien consultant des Camps et Armées du Roi (Louis XV.). Sein Buch: Traité ou Reflexions tirées de la pratique sur les playes d'Armes a feu. 1737. zeigt auf einmal einen bedeutenden Fortschritt nicht allein in der Wissenschaft, sondern besonders auch in der ganzen Anordnung des Stoffs, im Styl, in der Klarheit der Auseinandersetzung und in der Aufstellung fester Principien in der Behandlung. Da aus den gewaltigen Kriegen Ludwig's XIV. für die Feldwundarzneikunst verhältnissmässig wenig wissenschaftliche Werke hervorgegangen waren, so dürfte das vorliegende Werk als ein Gesammtresultat aus den Erfahrungen einer sehr langen Zeit anzusehen sein. Die von Le Dran aufgestellten Grundsätze haben sich fast bis in's neunzehnte Jahrhundert hinein gehalten, wenngleich sie nicht lange ganz ohne Angriffe blieben.

Es werden zuerst die durch Kugeln verursachten Quetschungen ohne Wunde besprochen. Leichte Contusionen bedürfen nur resolvirender Umschläge, bedeutende Quetschungen mit grossen Extravasaten erfordern tiefe Einschnitte und wiederholte Scarificationen besonders bei gleichzeitigen Frakturen, doch darf bei letzteren der Einschnitt nicht bis auf den Knochen gehen. Bei Quetschungen von Gelenken mit gleichzeitigen Frakturen, ist sofort die Amputation erforderlich.

Streifschüsse müssen, um die Abstossung der Eschera zu erleichtern, scarificirt werden.

Ist das Glied ganz abgeschossen, so muss die Amputation oberhalb des nächsten Gelenks oder in demselben gemacht werden, weil die Knochen oft weit herauf gespalten sind.

Bei durchgehenden Schüssen verhält sich die Ein- und Ausgangsöffnung verschieden. Die Eingangsöffnung ist schwärzlich, zerfetzt, eingedrückt, in der Umgebung ecchymosirt; die Ausgangsöffnung ist gewöhnlich mehr breit, wenig gequetscht, doch ist dies nicht ohne Ausnahme. Betrifft die Wunde die Weichtheile allein, so muss der Schusscanal gespalten werden, wenn er ziemlich oberflächlich liegt, oder es müssen auf beiden Seiten sehr tiefe Einschnitte nach der Längsrichtung der Extremität gemacht werden. Die ganze Wundfläche muss, wenn sie möglichst frei gelegt ist, scarificirt werden. Das Durchziehen von Haarseilen ist schädlich.

Bleibt die Kugel in der Wunde stecken, so muss man entweder nur mit dem Finger oder mit sehr dicken Sonden untersuchen. Lässt sich die Kugel nach gemachten breiten Incisionen, wodurch man die röhrenförmige Quetschwunde in eine klaffende trichterförmige Schnittwunde verwandelt hat, nicht leicht herausnehmen, so lässt man sie liegen, und darf die Extractionsversuche zunächst nicht wiederholen.

Sind die Knochen gequetscht oder leicht frakturirt, so müssen die Incisionen bis durch das Periost geführt werden. Ist eine Epiphyse durchschossen, so erfolgt die Heilung gut ohne besondere Zufälle. Sind die Knochen zu mehren Stücken zerschmettert, so extrahirt man diejenigen, welche lose sind, legt einen Verband mit gefensterten Schienen an, und wartet den weiteren Verlauf ab; in den meisten Fällen ist entweder gleich oder später die Amputation nothwendig: „c'est au génie du chirurgien à se comporter suivant les circonstances, c'est-à-dire, à juger, s'il peut espérer de conserver le membre par incisions convenables, sinon, à faire l'amputation."

Die Incisionen müssen an den mit starken Fascien bekleideten Extremitäten sehr exact gemacht werden; Sehnen, Nerven und Arterien sind zu vermeiden, bei den Fascien sind jedoch Querschnitte am wirksamsten. Blutungen bei diesen Incisionen stillt man am besten sofort durch die Ligatur.

Zum Verband wählt man anfangs trockne Charpie, alle reizenden Substanzen (besonders eau de vie) sind zu vermeiden, später sind balsamische Mittel, Digestiva, adstringirende Pflaster anzurathen. — Die innere Behandlung ist äusserst wichtig. Im Beginn der Cur ist oft ein Brechmittel sehr gut, doch nicht bei Wunden der Körperhöhlen; Aderlässe je nach Bedarf.

Die Allgemeinerscheinungen unmittelbar nach der Verletzung sind bei Schusswunden meist sehr bedeutend, es giebt sich gewöhnlich eine allgemeine physische und psychische Commotion kund.

Von sehr grosser Wichtigkeit ist die richtige Beurtheilung der accidentellen Allgemeinerscheinungen, die im Verlauf der Eiterung eintreten. Es bilden sich nicht selten innere Abscesse; eine andauernde Schlaflosigkeit, Durchfälle, Icterus, sind sehr gefährlich. Narcotica sind bei diesen Zuständen schädlich, Venäsectionen, Emetica, Abführmittel nutzen wenig. —

Das Extreme in den Principien über die Incisionen bei

Schusswunden, die jetzt nur noch als einziges Hülfsmittel zur Dilatation der Schusswunden benutzt werden, liegt auf der Hand. Es war nach dem damaligen Standpunkt der Wissenschaft die richtige Consequenz aus der Anschauung dass die gequetschte enge Wunde in eine weite umgewandelt werden müsse, wenn sie ohne schlimme Zufälle heilen sollte, und dass die fremden Körper womöglich à tout prix anfangs herausgebracht werden müssten.

Es kommen nach Le Dran einige Schriftsteller, deren Werke ich nicht habhaft werden konnte; die meisten von ihnen folgten in ihren Ansichten den obigen Principien. Die von Sprengel angeführten Bücher aus dieser Zeit sind folgende: Faudacq Nouveau traité des plaies d'armes à feu. Namur 1746. — v. der Haar korte verhandel. van de geschootene woaden. Hertogenbosch 1747. — des Ports traité des playes d'armes à feu. Paris 1749. — Jac. Bagieu deux lettres d'un chirurg. d'armée. Par. 1750. — J. A. Loubet traité des playes d'armes à feu. Par. 1753. — A. Louis cours de chirurgie pratique sur les plaies d'armes à feu. Par. 1746. — Ranby Method of treating gunshot wounds. Lond. 1744. —

Durch die vielen mitgetheilten interessanten Fälle wird Ravaton's „traité des playes d'armes à feu. Par. 1750“ für alle Zeit von Werth sein; es spricht aus diesem Buch eine bedeutende praktische Erfahrung gestützt auf eine sehr gesunde vorurtheilsfreie Beobachtung; Ravaton hatte den östrereichischen Erbfolgekrieg mitgemacht; als besonders blutig werden von ihm die Schlachten bei Ettingen, bei Fontenay (1741), die Belagerung von Philippsburg und Landau genannt. Das genannte Buch hat eine eigenthümliche, jedoch nicht unpraktische Form; nach einem kurzen allgemeinen Theil, wird dem Leser eine grosse Reihe von Fällen in geordneter Reihenfolge vorgeführt und werden den einzelnen Beobachtungen besondere Bemerkungen zugefügt, in denen auf die wichtigsten Momente noch einmal hingewiesen wird; durch diese Form bleibt das Buch immer von Interesse, wenn wir auch nicht alle darin vertretenen Ansichten theilen.

Ravaton ist der Ansicht, dass die früher immer für nöthig gehaltnen Incisionen nicht durch die Schusswunden selbst, sondern durch die stark reizende Behandlung nothwendig geworden seien; bei einfacher Behandlung seien die Incisionen nicht in dem Maasse nöthig; auch dürfe man sich nicht durch die Kranken bewegen lassen, Incisionen zu machen, weil dieselben oft glaubten, es sei etwas versäumt, wenn nicht geschnitten würde; man dürfe indess nicht in's andere Extrem fallen, gar keine Incisionen zu machen. — Ist die Wunde sehr lang, z. B. längs einer Extremität, so macht man in der Mitte eine Gegenöffnung, doch kann man auch hier besser abwarten, bis der Eiter irgendwo unter der Haut zum Vorschein kommt, und ihn dann entleeren. — Kann man die Kugeln nicht finden, so dilatirt man mässig; gelingt dann das Auffinden und die Extraction nicht, so wartet man bis die fremden Körper durch die Eiterung herausgestossen werden. Bei bedeutenden offnen Frakturen darf man sich nicht scheuen, grosse Incisionen zu machen. Auch bei Kopfwunden sind grosse Incisionen nothwendig, um die innere Eiterung zu verhüten oder Fissuren aufzudecken. — Der Eiter darf aus den Wunden nicht ausgequetscht werden; will man Charpie in die Wunde führen, so darf es nur sehr wenig sein; am besten legt man nur Charpie locker auf die Wunde mit etwas unguent. basilicum, beaume vert., Höllenstein. — Bei starken Blutungen soll man das Tourniquet anlegen, die Arterie aufsuchen und unterbinden. Gangrän, die in Folge von sehr heftiger Entzündung zu Schusswunden hinzukommt, ist selten durch Amputation heilbar; besser ist die Prognose für die Amputation bei Gangrän durch Arterienverletzung. — Das viele unnöthige Sondiren der Wunden wird scharf getadelt, ebenso das allzu feste Einbinden der Glieder und die lächerliche Eitelkeit auf den schön angelegten Verband, den man sich nicht entschliessen könne, sobald als es nöthig sei, wieder abzunehmen.

Es folgen nun einige deutsche Werke, unter denen die „Anweisung zur ausübenden Wundarzneykunst in Feldlazarethen von Dr. Johann Ulrich Bilguer 1762" den ersten Platz einnimmt. Bilguer war General-Chirurgus bey der Königl. Preuss. Armee und hatte die Kriege unter Friedrich dem Grossen mitgemacht, doch wahrscheinlich nur bis zum 7jährigen Kriege, da das Buch noch während desselben erschien. Als Leitfaden für die „Feldscheerer" ist das Buch gewiss so unpraktisch wie möglich; der ganze Zuschnitt, die Schreibart, die Anordnung des Stoffes ist über alle Maassen unbeholfen. Das fast 900 Seiten dicke Buch enthält so viel Einzelnes, dass man vor Bäumen den Wald schwer sieht. Der Verfasser hatte entschieden sehr bestimmte leitende Grundsätze, doch muss man sich dieselben unter unendlich vielem Wust heraussuchen; das Buch hat einen sehr, sehr langen Zopf! Es ist mir sehr schwer geworden es zu durchlesen; wenn Stromeyer schon das kleine Buch über Kopfwunden von Bilguer als langweilig bezeichnet, so ist dies grosse die allerhöchste Potenz davon. Trotz aller dieser Mängel aber ist sehr vieles Vortreffliche darin. Der erste Abschnitt „von den allgemeinen Pflichten des Wundarztes" ist jedem Arzt zu empfehlen; der Geist ächter Humanität und Collegialität spricht sich in jeder Zeile aus; ich erwartete nach dieser Einleitung sehr viel. Ueber die Incisionen bei Schusswunden hat Bilguer ganz die Ansichten von Le Dran; was von letzterem präcis und kurz ausgesprochen wird, ist von unserm guten Deutschen weitschweifig wiedergegeben. Die Recepte zu Salben, Pflastern, Umschlägen, zu den französisch benannten Verbänden, und innern Mittel sind zahllos. Wie bedaure ich die armen Chirurgen, welche alle diese Recepte auswendig lernen mussten!

Die Wunden wurden übrigens fast völlig ausgepfropft mit Charpie und Bandagen; man darf sich nicht wundern, dass unter diesen Umständen viele Incisionen nöthig waren. — Am besten, wenngleich auch übermässig breit, ist der neunte Abschnitt „von der Heilung der Wunden und ihren Zufällen". Die Zeichen des Brandes sind sehr genau und gut beschrieben; es werden zuerst tiefe Einschnitte gemacht, wenn das nicht hilft, wird das Brandige ausgeschnitten. Oft kommen bösartige Wechselfieber mit unregelmässigem Typus hinzu, die gewöhnlich tödtlich verlaufen; sie entstehen von verdorbenem Magen, durch Eiterresorption, von faulen Lazarethdünsten, bei besonders dazu disponirten Leuten. Ein Frost zeigt zuweilen nur die Entstehung von Eitersenkungen an; doch entsteht dann eine febris catharrhalis maligna (typhosa) oder eine febris lenta, die den Kranken hinwegrafft. Reine Luft und Räucherungen sind besonders nothwendig. Im zehnten Abschnitt „von den gequetschten Wunden und von den Gliedstümpfen" kommt Bilguer auf sein Lieblingsthema, nämlich auf die Nutzlosigkeit und Schädlichkeit der häufigen Amputationen. Die Amputationen, sagt er, geben im Felde so schlechte Prognosen, dass sie fast à tout prix zu vermeiden sind; wenn bei vollständigen Zerschmetterungen tiefe und ausgedehnte Incisionen nichts nutzen, dann rettet auch die Amputation den Kranken nicht. Ganz abgerissene und abgeschossene Extremitäten heilen besser und sind gefahrloser, wenn man sie nicht amputirt.

Letzteres ist in der Folge von manchen Militärchirurgen anerkannt; auch die Abneigung gegen die Amputation grosser Gliedmaassen ist bei Vielen eingetreten, doch darf man diese Art der conservativen Chirurgie gewiss nicht so weit treiben wie Bilguer. Es hat dieser Gegenstand grade jetzt besonderes Interesse, wo die „conservative Chirurgie" oft als Feldgeschrei dient; ich bin überzeugt, dass die extremen Ansichten nach dieser Richtung hin in neuerer Zeit manchem Patienten das Leben gekostet haben, der durch frühe Amputation hätte gerettet werden können. Die bedeutenden, leider hier in Berlin so sehr häufig vorkommenden Maschinenverletzungen haben gewiss die grösste Aehnlichkeit mit den Verletzungen, welche durch Kanonenkugeln veranlasst sind, und nach der Erfahrung, die ich darüber gemacht habe, ist in diesen Fällen die frühe Amputation wohl die einzige Möglichkeit der Lebensrettung; besonders gilt dies für die Zermalmungen des Fusses und Unterschenkels; ich war früher sehr dafür eingenommen, auch in diesen Fällen möglichst lange mit der Amputation zu zögern, doch habe ich fast alle Patienten der Art, die nicht amputirt wurden, sterben sehen, und stimme daher für diese Fälle jetzt immer für frühe Amputation. Die Eigenthümlichkeit des einzelnen Falles muss natürlich immer den endlichen Entschluss bestimmen, doch ist es nöthig, sich auch in dieser Hinsicht gewisse Principien anzueignen. —

Durch eine Abhandlung von Joseph Jacob Plenk „Versuch einer neuen Theorie, die Wirkungen der Luftstreifschüsse zu erklären" (Sammlung von Beobachtungen etc. Wien 1769) werden wir auf die Luftstreifschüsse geführt, die damals eine grosse Rolle spielten. Man glaubte nämlich es könne eine Kugel eine Verletzung am Körper machen, ohne dass sie ihn berührt, oder vielmehr man erklärte sich dadurch die Erscheinung, dass oft bedeutende Quetschungen entstünden ohne Verletzung der Haut, und ohne dass der Verwundete den Schlag der Kugel empfand. Die Idee des „Luftstreifschusses" einmal angenommen wurde bald Gegenstand von Diskussionen. Nach Ravaton, Tissot, Bilguer, war es die in der Nähe der Kugel sehr stark comprimirte Luft, welche durch heftigen Druck die Verletzung machte, nach Plenk, der die Unmöglichkeit einer Verletzung auf diesem Wege zugestand, war es die Elektricität im Lauf der Kanone oder des Gewehrs durch die Reibung erzeugt und der Kugel mitgetheilt, welche die Quetschung und Verbrennung erzeugte. — Es hat diese Ansicht zum Glück nie viele Anhänger gehabt; auch wurde die Entstehung der sog. Luftstreifschüsse bald auf ihren richtigen Standpunkt gebracht, wovon später (s. unten bei Richter).

Eine recht gute „Abhandlung über die Schusswunden" von der Joseph's-Akademie in Wien 1788 als Preisschrift gekrönt, ist von Wilhelm Schmitt K. K. Oberchirurgus etc. — Es ist darin die erste gute Analyse über die Wirkungen der Kugeln je nach ihrer Kraft, ihrer Richtung und dem Widerstand der Theile gegeben. Uebrigens sind darin hauptsächlich die Ansichten von Le Dran, Ravaton und Bilguer vertreten; die Schrift ist kurz und bündig verfasst und zeugt auch von eigner Erfahrung im Felde.

Die Gründung specieller Bildungsanstalten für Militärärzte wurde 1780 von Joseph II. in Wien, 1795 von Friedrich II. in Berlin in's Werk gesetzt. Doch hatten die Militärchirurgen damals eine so bejammernswerthe Stellung dass die jetzige glanzvoll erscheint. Haeser erzählt in seiner Geschichte der Medicin p. 768: „Noch im siebenjährigen Kriege glaubte man den Unterärzten bei der Armee keinen höheren Rang als den der Tambours anweisen zu dürfen; wenn einem dieser „Feldscheerer" einer der Garde-Grenadiere starb, so wartete seiner unausbleiblich die Fuchtel!" Diese Anschauungen liegen noch immer sehr tief in den Köpfen des preussischen Officiercorps und die Stellung der Aerzte ist daher in der preussischen Armee eine unwürdige; ein gehöriger Krieg, eine blutige Schlacht, wo Hunderte von hochadligen Officieren jammervoll daliegen, und sehnsuchtsvoll jeden Morgen den Arzt erwarten, wird das schon ändern. Alle anderen Nationen wetteifern in verlockenden Anerbietungen für tüchtige Feldärzte; in Preussen steht der Militärarzt jetzt so schlecht wie bei keiner andern Nation Europa's. Man wünscht, sich erst durch die Erfahrung von der Nothwendigkeit der Verbesserungen zu überzeugen, es wird gewiss nicht lange auf sich warten lassen!

Ein vortreffliches kleines Buch ist das von Percy „Manuel du chirurgien-d'armée". Eine von der Pariser Akademie gekrönte Preisschrift, welche die Aufgabe löst: „restreindre le nombre des instruments imaginés pour extraire les corps étrangers des plaies, et spécialement de celles qui sont faites par armes à feu; apprécier ceux dont l'utilité est indispensable, suivant la différence des cas; et poser les régles de théorie et de pratique qui doivent diriger dans leur usage," bildet die Grundlage des Werkes. Die Geschichte der betreffenden Instrumente ist sehr bündig darin dargelegt, selbst auf die ausserfranzösischen Schriftsteller ist in richtiger Würdigung Rücksicht genommen. An diese Abhandlung schliessen sich die Beobachtungen und Grundsätze der besten Militärchirurgen der damaligen Zeit an, garnirt mit einer grossen Anzahl kurz mitgetheilter interessanter Krankheitsgeschichten. Wesentliche Veränderungen in den Grundprincipien der Behandlung habe ich nicht darin gefunden. Die Incisionen werden in demselben Umfange wie früher beibehalten und namentlich zur Ermöglichung der Extraction fremder Körper dringend empfohlen; als zweckmässigstes Instrument wird eine auseinandernehmbare schmale lange Kugelzange empfohlen, die an der Branche des einen Stiels einen Kugellöffel trägt, an der des andern einen Kugelbohrer, der durch einen aufgeschraubten Ring gedeckt ist, so dass sich in diesem einen Instrument Zange, Löffel und Bohrer vereinigen. — Sehr vortrefflich ist das erste Capitel des zweiten Theils welches über die Wichtigkeit und die Wahl des richtigen Zeitpunkts für die Amputationen handelt. Die Dissertation von Bilguer: „De membrorum amputatione rarissime administranda, aut quasi abroganda," war von Tissot ins Französische übersetzt, und hatte viele begeisterte Anhänger gefunden, zumal da dieser Gegenstand bereits durch Le Dran, Bagieu, Boucher, Gervaise, Faure mehrfach berührt war. Es werden die Gründe pro et contra, auf Erfahrung gestützt, abgewogen, und bei aller Anerkennung, wie wünschenswerth die Einschränkung der Amputationen sei, wird diese conservative Richtung auf ihr richtiges Maass zurückgeführt. Erst dem nächsten Jahrhundert war es vorbehalten, in dieser Richtung durch die Resectionen einen neuen Weg zu bahnen. Das Buch von Percy ist sehr hübsch geschrieben, und lässt sich sehr angenehm lesen. —

August Gottlob Richter (1742—1812), ein Stern erster Grösse unter den deutschen Wundärzten, der Stolz der deutschen

Chirurgie, hat in seinen „Anfangsgründen der Wundarzneykunst 1792“ seine Principien über die Schusswunden klar auseinandergesetzt. Die Leistungen Richter's sind auf dem betreffenden Gebiete nicht ganz so bedeutend, wie auf manchem andern, doch immerhin sehr erwähnenswerth. Von Wichtigkeit ist, dass er durch seine Autorität die Lehre von den Luftstreifschüssen gründlich widerlegte, was übrigens vor ihm bereits durch Le Vacher (Memoires de l'Acad. de Chirurgie de Paris. T. IV. p. 22) geschehen war. „Höchst wahrscheinlich,“ sagt Richter, „wird die Verletzung, welche man Luftstreifschuss nennt, unmittelbar durch die Kugel selbst verursacht. Dass diese eine heftige Quetschung verursacht, und dennoch die Haut nicht zerreisst, und nicht ins Glied eindringt, ist vermuthlich der schiefen Richtung zuzuschreiben, in welcher sie das Glied trifft.“ Diese Ansicht wurde in der Folge ziemlich allgemein angenommen, wenngleich unter den Laien die Existenz der Luftschüsse noch immer als ein unzweifelhaftes Factum festzustehen scheint. — Richter hebt die Unterschiede der Ein- und Ausgangsöffnung wieder scharf hervor, hält die grossen Incisionen selbst bis durch das Periost bei vermutheter Knochenquetschung für absolut nothwendig. Die Scheu vor den Amputationen scheint ihn nicht mit erfasst zu haben da er sagt: „Das erste, was dem Wundarzt bey Behandlung einer Schusswunde obliegt, ist, zu untersuchen, ob es nicht rathsamer ist, das verwundete Glied sogleich zu amputiren, als die Heilung der Wunde zu unternehmen.“ — „Nie darf sie verrichtet werden, wenn sie nicht sogleich nach geschehener Verwundung verrichtet werden kann.“ Dass übrigens nur die Beschaffenheit des einzelnen Falles über die Amputation entscheiden könne, setzt er gründlich auseinander. Trotz der vielen zu damaliger Zeit gemachten Einschnitte kommen sog. Eitersenkungen häufig vor, und Richter fürchtet grade bei Schusswunden sehr die Eiterresorptionen, die fast immer tödtliche Zufälle mit sich führen, und bei denen die späten Amputationen fast niemals etwas nützen.

Die englische Chirurgie hatte sich durch Wisemann, Cowper, Cheselden, Monro, Sharp, Bromfield, Pott bereits auf einen sehr hohen Standpunkt geschwungen, und nahm in der Folge durch John Hunter, Abernethy, Astley Cooper, Guthrie, Brodie, Liston, Syme den ersten Rang in Europa ein, den sie in mancher Hinsicht noch behauptet. Die Vereinigung der anatomischen und chirurgischen Studien hatte die französischen Chirurgen des achtzehnten Jahrhunderts gross gemacht, sie förderte die Wundarzneikunst auch in England, und hat sie in unserem Jahrhundert in Deutschland zu dem Ansehn gebracht, in welchem sie jetzt steht; die Chirurgie entging auf diese Weise glücklich dem Einfluss der Systeme, welche die innere Medicin zu Ende des vorigen und Anfang dieses Jahrhunderts auf so manche Irrwege leitete. John Hunter (1728 bis 1793) ist als der Hauptbegründer der modernen englischen und deutschen Chirurgie anzusehen; er war durch und durch ein Genie, von dem Baillie mit Recht sagt: „there is no subject which he had considered, where he has not added new light.“ Die Bemerkungen über Schusswunden, zu denen Hunter seine Erfahrungen während drei Kriegsjahren in Belleisle und in Portugal (1761—1763) machte, sind sehr kurz und doch von sehr gewichtigem Inhalt; die darin ausgesprochenen Principien sind mit einer Klarheit und Präcision dargelegt, dass dadurch sofort eine neue Basis für die Behandlung geschaffen wurde.

Mit Unrecht erklärt er Alles was bisher über die Schusswunden geschrieben sei für oberflächlich: „die blosse Praxis, aber keine Grundsätze scheinen die Führer derjenigen gewesen zu sein, die sich mit diesem Zweige der Chirurgie beschäftigt haben.“ Dies ist unbedingt falsch, und muss der zuweilen übersprudelnden Originalität Hunter's zu Gute gehalten werden.

Ganz neu ist folgende Beobachtung Hunter's: „man sieht in vielen Fällen, wenn die Kugel mit einer geringen Geschwindigkeit eingeschlagen hat, zuweilen selbst an der Eintrittswunde, am gewöhnlichsten aber an der Wunde, die die Kugel zuletzt gemacht hat, die Heilung durch die erste Vereinigung zu Stande kommen.“ Von besonderer Bedeutung, wenngleich nicht ganz originell, sind die Bemerkungen über den Unterschied, den die verschiedene Schnelligkeit des Geschosses in seinen Wirkungen macht, und der Widerstand, den es auf seinem Wege findet. Die Erklärung weshalb die Ausgangsöffnung leichter heilt, als die Eingangsöffnung, ist gewiss unrichtig; er meint nämlich, dass bei sehr grosser Geschwindigkeit des Geschosses die verletzten Theile langsamer heilen, als bei geringer; es widerspricht dies dem früher von ihm aufgestellten Satz, dass die Schusswunden um so mehr den Schnittwunden gleichen, aus je grösserer Nähe das Geschoss komme.

Hunter zeigt, wie falsch es sei, wenn man glaube durch Incisionen die gequetschte Natur der Schusswunden zu verändern, und tritt mit den schlagendsten Gründen dem Missbrauch der rücksichtslosen Incisionen in den Weg. „Diesemnach glaube ich, dass, wo die Schusswunden nicht mit einem besonderen Umstand verbunden sind, der Gebrauch der Erweiterung, als ein allgemeines Verfahren betrachtet, zu verwerfen sei.“ „Die Erweiterung ist ein Verfahren, welches einem Grundsatz diametral widerspricht, welcher in Bezug auf alle andern Wunden allgemein angenommen ist, wenn man auch daraus keine allgemeine Regel zu machen meint, dass nämlich nur sehr wenige Wunden, welcher Natur sie auch sein mögen, eine chirurgische Behandlung erfordern, ausser zu einem ganz andern Zweck als den man bei der Erweiterung der Schusswunden im Auge hat; dieser andere Zweck besteht darin, dass man sie durch die erste Vereinigung heilen will.“ Die Erweiterung ist nöthig in folgenden Fällen: 1) bei starker Blutung, wo eine Arterie unterbunden werden muss; 2) bei Kopfwunden, wo man Ursache hat, einen Schädelbruch zu vermuthen; 3) wenn Knochenfragmente ausgezogen werden müssen; 4) wenn die Wunde einen fremden Körper enthält, der sich ohne Incision nicht ausziehen lässt und das Abwarten ein grösseres

Uebel droht als die Dilatation; 5) wenn man vorgefallne Theile (Darm, Lunge etc.) nicht anders reponiren kann; 6) wenn ein vitales Organ gedrückt und in seinen Functionen gehemmt wird; 7) es ist jedoch bei der Erweiterung zu erwägen, ob dieselbe gleich nach der Verletzung oder besser später anzuwenden sei.

Diese Grundsätze gelten meist auch noch jetzt, nur dass in neuster Zeit die Dilatationen der Kopfwunden ebenfalls für unnöthig oder schädlich gehalten werden (Stromeyer). Ueber die Zeit, wann die Amputationen und ob solche vorzunehmen sind, ist nach Hunter schwer zu urtheilen: er meint dass man auch in dieser Hinsicht durch eine mehr zuwartende Behandlung bessere Resultate haben würde; es sei allgemeiner Gebrauch, die Amputationen auf dem Schlachtfelde zu machen, doch sei es zweifellos, dass die Amputationen nach der vorübergegangenen ersten heftigen Entzündung im Stadium der Eiterung bessere Resultate gäben, besonders für die unteren Extremitäten; für die oberen komme es weniger darauf an.

Für die allgemeine Behandlung werden die Aderlässe besonders bei sehr vollblütigen Personen empfohlen, so wie die innerliche Darreichung von China, wenn bedeutende Eiterung eintritt. —

Die Amputationen im achtzehnten Jahrhundert.

Während am Ende des siebzehnten Jahrhunderts die Amputationen von vielen Chirurgen noch mit einer Art von Schüchternheit ausgeführt, und wenigstens nur auf die Hauptindication, den schon eingetretenen Brand an den Extremitäten beschränkt zu werden pflegten, in diesem Falle jedoch meist rücksichtslos ausgeführt wurden, erweitert sich, durch die verbesserte Technik unterstützt, das Feld für diese immerhin traurige Operation immer mehr und mehr. Die grössere Vervollkommnung der Schusswaffen machte die Amputationen auf dem Schlachtfelde wegen bedeutender Zerschmetterungen der Gliedmaassen immer nöthiger, zumal da die Transportmittel für die Verwundeten noch äusserst schlecht, die Wege jedenfalls noch holpriger, die Fixirungsmittel für zerbrochene Extremitäten unvollkommner waren, als sie jetzt sind, oder wenigstens sein könnten. Ausserdem aber nahmen auch für die Civilpraxis die Indicationen zu, indem man auch wegen Caries der Knochen und Gelenke, wegen Nekrose, wegen Aneurysmen amputirte. Wir haben bereits in Vorhergehendem darauf hingedeutet, wie sich bereits in der Mitte dieses Jahrhunderts eine Reaction gegen das häufige Amputiren bildete, und sich ein Streit über Amputiren und nicht Amputiren entwickelte, der erst durch die Einführung der Resectionen und der Operation der Nekrose im Anfang des neunzehnten Jahrhundert für die Civilpraxis in den Hintergrund trat, in Bezug auf die sogenannten primären und secundären Operationen in der Feldpraxis noch fortdauert. Da wir hierauf später noch genauer zurückkommen müssen, so wollen wir hier nur noch einige Bemerkungen über die Fortschritte in der Technik der Amputationen anfügen, die grade im siebzehnten Jahrhundert sehr bedeutend waren.

Schon am Ende des genannten Jahrhunderts war ausser dem Cirkelschnitt, der als einzeitiger und mehrzeitiger bereits ausgeführt wurde, der Schnitt mit einem Lappen durch Sabouris, Verduin und Lowdham bekannt gemacht und bald vielfach eingeführt. Die allgemeinere Kenntniss des Blutkreislaufs und die Einführung des Tourniquets durch Morel und Petit liessen bald die Unterbindung als das einzige sichere Mittel zur Blutstillung schätzen, und wenn anfangs dieselbe noch meist als Umstechung und ligature en masse ausgeführt wurde, so verbesserte sich auch dies bald durch die Einführung der isolirten Unterbindung der Arterien, die besonders von Bromfield dringend empfohlen wurde. Bald wurden auch die Amputationen mit doppeltem Lappen durch Ravaton eingeführt, welcher dieselben durch Schnitt übte, dann auch die Lappenbildungen durch Stich, die Ravaton in seinem oben angeführten Buch anfangs als eine unsinnige theoretische Erfindung am Schreibtisch lächerlich macht, die jedoch bald durch Vermale eine grössere Anwendung erfuhr. Auch in der Wahl der Amputationsstellen ging man immer weiter, indem bei der fortschreitenden Mechanik immer mehr die Möglichkeit gegeben wurde die verlornen Extremitäten ausser durch Stelzfüsse auch durch künstliche Füsse zu ersetzen. Es kamen dadurch namentlich die Amputationen in der Wade und oberhalb der Malleolen in Gebrauch, da die Chirurgen sich wohl bewusst waren, dass sich mit der Höhe der Amputationen die Höhe der Gefahr für das Leben der Kranken steigert. — Die weitere Ausbildung der Lappenschnitte machte auch die Exarticulationen, die mit dem Cirkelschnitt nur schlecht ausgeführt werden konnten, immer brauchbarer; es brach sich die Ansicht Bahn, dass die Exarticulationen gefahrloser seien als die Amputationen in der Continuität. Le Dran führte die ersten Exarticulationen in der Schulter aus, der jedoch meist die Unterbindung der Art. axillaris vorausgeschickt wurde. Auch die Exarticulation des Schenkels, lange schon von Ravaton und Anderen vorgeschlagen, wurde mit günstigem Erfolg von H. Thomson und Sabatier geübt. Die Exarticulation im Kniegelenk wird von Vielen gerühmt, unter Andern von Richter, doch scheint er sie nicht ausgeführt zu haben. Noch waren nicht alle Amputationsmethoden erschöpft, als durch Moreau, Park und White die Resectionen in's Leben gerufen wurden, die im neunzehnten Jahrhundert sich immer weiter ausbreiteten, und ihrer weiteren Ausbildung mit raschen Schritten entgegen gehen. —

Der Alanson'sche Trichterschnitt wurde bald als unpraktisch erkannt; Richter spricht sich besonders ausführlich dagegen aus; er war es auch hauptsächlich der die krummen sichelförmigen Amputationsmesser ausser Gebrauch setzte, deren Unzweckmässigkeit er gründlich ad oculos demonstrirte.

Die Trepanation im achtzehnten Jahrhundert.

Hatten die Indicationen zur Trepanation am Ende des siebzehnten Jahrhunderts schon eine sehr breite Basis gewonnen, so erweiterten sich dieselben im achtzehnten Jahrhundert auf einen uns jetzt grauenhaft erscheinenden Umfang. Diese Operation wurde für die Kopfwunden nicht Ausnahme, sondern Regel, da die bedeutendsten Autoritäten ihr das Wort redeten und die Stimmen der Gegner dieser Operation ungehört verhallten. Am schärfsten finde ich bei Le Dran die Indicationen zusammengestellt: 1) Die Trepanation ist eine an sich ungefährliche Operation; der Kranke muss genesen, wenn keine besonderen an sich tödtlichen Complicationen vorliegen. 2) Jede Quetschung des Schädels erfordert die Trepanation, weil ihr eine Eiterung der Hirnhäute folgen muss und diese nur durch Oeffnung des Schädels heilen kann. 3) Eine ausgedehnte Fraktur des Schädels mit Freilegung der dura mater ist weniger gefährlich als eine Fissur. 4) Jede Fraktur des Schädels verlangt, dass man die dura mater freilegt, sei es durch Elevation, Abschaben des Knochens oder Trepanation. 5) Bei ausgedehnten Fissuren müssen viele Kronen aufgesetzt werden, besonders am Anfang und Ende der Fraktur. —

Man sieht dass diese Praxis basirt ist auf den Grundgedanken dass Entzündung der Hirnhäute immer mit bedeutender Eiterung und Bildung eines Eiterdepots verbunden sein müsse, und dass der Patient nur genesen könne wenn der Eiter entleert werde; ferner lag den Anschauungen jener Zeit auch zu Grunde, dass Blutextravasate sich in Eiter umbilden müssen, eine Ansicht die zwar schon von Pott widerlegt wurde, doch ohne daraus besonderen Gewinn für die Praxis herzuleiten. Ravaton hält sich sehr auf über das viele widersinnige Trepaniren indem er sagt: „j'ai vu des chirurgiens si obstinés à chercher un depôt, qu'après avoir appliqué six couronnes sans rien rencontrer, ils eussent, je crois, enlevé le reste des os du crâne, si la mort ne leur avait enlevé leur patient." Doch gesteht er zu dass es bisher an genau leitenden Grundsätzen über diese Operation fehlt. — Auch Heister war sehr bedenklich über den Nutzen der Trepanation, indem er versichert er habe wenige Trepanirte gesund werden sehen. Zu den Gegnern dieser Operation gehören auch noch van Wyck und Atkins, indem letzterer versichert, dass man sehr füglich die Trepanation selbst da entbehren könne wo Austretungen des Blutes Statt finden (Sprengel). — Alle diese Warnungen wurden übertönt durch die Stimmen der gewaltigsten Autoritäten. Pott, dessen Werk über Kopfwunden ja in vielen andern Beziehungen als klassisch gilt, räth die Trepanation fast in derselben Ausdehnung an, als Le Dran, ja er geht zum Theil noch weiter, wenn er auch zugesteht, dass manche Kopfverletzte auch ohne Trepanation genesen, was er jedoch für einen unsicheren Zufall hält. In Deutschland redeten besonders Schmucker, Theden und Bilguer dieser Operation das Wort; ebenso Richter, der aber die Trepanation später vorzunehmen räth, während Pott dieselbe im Allgemeinen gleich nach der Verletzung ausführte. Wenngleich die Erscheinungen der Hirnerschütterung und Hirnentzündung wohl bekannt waren, so trepanirte man auch wohl in diesen Fällen, zum Theil sogar um die Entzündung frühzeitig zu verhüten. Unerwähnt darf jedoch dabei nicht bleiben, dass alle diese Beobachter eine kräftige Antiphlogose, besonders wiederholte Aderlässe bei der Behandlung der Kopfwunden obenanstellten, wenigstens sprechen sich Pott, Ravaton, Bilguer mit grosser Entschiedenheit darüber aus; es mag zum Theil davon kommen, dass die Resultate der Trepanation früher vielleicht günstiger gewesen sind, als sie in unsern jetzigen Antivenaesections-Zeiten sind. Erst dem neunzehnten Jahrhundert blieb es vorbehalten, auch in dieser Hinsicht Fortschritte anzubahnen. Immerhin wird die Frage über die Indicationen zur Trepanation vorläufig noch nicht als gelöst zu betrachten sein; die Vergleichsbeobachtungen über die Behandlung der Kopfverletzten mit und ohne Trepanation sind noch nicht zahlreich genug, um diese Angelegenheit zu einem vollkommnen Abschluss zu bringen.

Die Fortschritte in der Behandlung der Schusswunden im achtzehnten Jahrhundert lassen sich in aller Kürze auf Folgendes reduciren:

Die blutige Erweiterung der Schusscanäle wird bis in's Extrem getrieben durch Le Dran, Bilguer u. A. auf engere Grenzen zurückgeführt durch Ravaton und besonders durch Hunter. Man lernt die Unterschiede der Aus- und Eingangsöffnung kennen (Le Dran). Die übermässig häufigen Amputationen werden mit mehr Maass betrieben (Bilguer). Es entwickelt sich der Streit über die primären und secundären Amputationen (Faure. Hunter). Die Trepanation gewinnt ihre breitesten Indicationen (Le Dran. Pott. Bilguer). Die Existenz der Luftstreifschüsse wird widerlegt (Le Vacher. Richter), und mehr Rücksicht auf Richtung und Kraft der Geschosse, und der Widerstände durch die verschiedenen Körpertheile genommen (Schmitt. Hunter). Die Instrumente zur Extraction der Kugeln vereinfachen sich immer mehr und mehr; man braucht nur noch schmale Kugelzangen, Kugellöffel und Bohrer (Percy). — Die Nachkrankheiten bei schweren Schussfrakturen und Amputationen sind im Allgemeinen bekannt, doch sind dieselben noch nicht zu einem bestimmten Krankheitsbilde zusammengefasst.

III.

Die Feldwundarzneikunst im neunzehnten Jahrhundert.

Dufouart. Lombard. Larrey. Guthrie. Thomson. Hennen. C. M. Langenbeck. C. F. v. Graefe. Dupuytren. Baudens.

Je mehr wir uns bei der Ausführung des Bildes, in welches wir die Geschichte der Feldwundarzneikunst zusammenzufassen bemüht sind, mit den uns näher liegenden Parthieen beschäftigen, um so schwieriger wird die Darstellung. Der Vordergrund eines Bildes prägt demselben mehr als alle übrigen Theile die Individualität des Malers auf; jede kleine Staffage gewinnt hier so an Bedeutung, dass man sich nicht genug vor dem zu vielen Detail in Acht nehmen kann. Es ist ein historischer Ueberblick am meisten zu vergleichen mit einer Gebirgslandschaft: den Hintergrund bildet eine Kette von Eisbergen alter Zeit, scharf und charakteristisch geformt, auch im Mittelgrund gruppiren sich die einzelnen Bergformen noch klar und prägnant; doch je näher wir mit dem Auge zu uns selbst heranrücken, um so wechselnder erscheinen die Felsen und Hügel, je nach unserer Stellung zu ihnen und je nach der zeitweiligen Beleuchtung, in welcher wir sie sehen. Schwierig ist es die Ebene richtig zu wählen, in welcher wir das Bild abschneiden, um nicht durch zu Viel oder zu Wenig das Bild als Ganzes zu beeinträchtigen, schwierig endlich die Farbentöne in eine volltönende und doch nicht überladene Harmonie zu bringen. Wir wollen versuchen die gestellte Aufgabe nach Kräften zu Ende zu bringen.

Immer mehr und mehr breiten sich die Schriften dieses Jahrhunderts an Form und Inhalt aus, immer zahlreicher werden die Gesichtspunkte, von welchen aus die einzelnen Fragen angesehen werden. Die Fortschritte in der Wissenschaft und die Veränderungen in der Kriegführung machen, wie es uns wenigstens jetzt erscheint, immer rapidere Bewegungen. C. Sprengel sagt schon vom achtzehnten Jahrhundert, dass ihm kein Zeitalter zu vergleichen sei in Bezug auf die Fortschritte der Ansichten über Religion, Sittlichkeit, Menschenrechte, und Verhältnisse der bürgerlichen Gesellschaft, so wie in Bezug auf die Kenntnisse und Wissenschaften, die am meisten in das praktische Leben eingreifen! Was wird man später von dem neunzehnten Jahrhundert sagen, dem Zeitalter der Dampfmaschinen, der elektrischen Telegraphen, der Revolutionen in wissenschaftlichen und staatlichen Verfassungen!

Unterwerfen wir nun die Fortschritte der Kriegsheilkunst einer genaueren Prüfung, so wird uns eine strengere Sonderung im Einzelnen immer nothwendiger erscheinen, und wir glauben daher am zweckmässigsten so zu verfahren, dass wir den von den meisten Militärchirurgen in ihren Werken inne gehaltenen Weg einschlagen, nämlich zuerst die Schusswunden im Allgemeinen, und dann die Wunden an den einzelnen Körpertheilen genauer zu betrachten. Zuvor geben wir eine kurze Uebersicht derjenigen Werke, mit deren Inhalt wir uns zu beschäftigen haben.

Die Werke von Dufouart „analyse des blessures d'armes à feu et de leur traitement. Paris 1801." und Lombard „clinique chirurgicale des plaies faites par armes à feu. Strassbourg 1804." schliessen sich eng an die letzten des vorigen Jahrhunderts an, und wenngleich zur Revolutionszeit entstanden, tragen sie in wissenschaftlicher Hinsicht doch wenig Revolutionäres in sich.

Eine neue Aera geht erst auf mit den Werken von

D. J. Larrey, dem steten Begleiter von Napoleon I. Die Resultate der Beobachtungen Larrey's sind zunächst niedergelegt in seinen „Mémoires de chirurgie militaire et campagnes. Paris 1812—17." (deutsche Uebersetzung: Leipzig 1813 u. 1824.) später in anderer Form zusammengestellt in der „Clinique chirurgicale" (deutsche Uebersetzung: Berlin 1831.). In dem ersten Werk sind die einzelnen Feldzüge in chronologischer Folge geschildert; man findet unendlich viel Interessantes darin nicht allein speciell in Bezug auf Militärchirurgie, sondern auch in Bezug auf viele andere Krankheiten und Leiden eines grossen Heeres; man kann sich kein besseres allgemeineres Bild von dem ärztlichen Wirken beim Heere verschaffen, als aus diesen Denkwürdigkeiten. Der Feldzug nach Aegypten und nach Russland sind die anziehendsten Abschnitte. Eine gewisse Breite auch in der Darstellung des nicht rein Chirurgischen, und die durch die Form sehr erschwerte Uebersicht der Gesammtresultate mögen dem Einen als ein Nachtheil, dem Andern als angenehme Abwechselung beim Lesen erscheinen. Für jeden der nicht zu sehr mit seiner Zeit zu geizen braucht, wird die Lectüre von Larrey's Memoiren nach manchen Seiten hin interessant sein; wer sich einen rapiden Ueberblick über grössere Abschnitte verschaffen will, der nehme Larrey's „chirurgische Klinik" zur Hand, ein Buch, welches sich durch seine Klarheit, Kürze und Präcision im Ausdruck an die Muster des vorigen Jahrhunderts anschliesst, und auf's Vortheilhafteste mit der modernen Breite und Gespreiztheit der französischen Literatur contrastirt. — Einen wesentlichen Umschwung brachte Larrey in die militärärztlichen Einrichtungen des französischen Heeres, die eben durch die rascheren Bewegungen der Napoleonischen Armee bedingt waren. Während früher die Verwundeten, kaum verbunden, bis zu den in ziemlich weiter Entfernung nachfolgenden Aerzten gebracht, und von hier in die Lazarethe abgeführt wurden, machte Larrey, bekümmert durch die schlechten Erfolge der Behandlung nach einem solchen Transport, und durch die vielen

Todesfälle während desselben, die Einrichtung, dass der Avant-Garde stets eine Anzahl von Aerzten mit dem nöthigen Material folgte, um auf dem Schlachtfelde selbst den Verwundeten augenblickliche Hülfe zu leisten, und die nothwendigen Operationen sofort auszuführen; von diesen Verbandplätzen aus wurden die Verwundeten zunächst in provisorisch aufgeschlagene Lazarethe (Ambulancen) gebracht, aus denen sie in der Folge möglichst rasch in die stehenden Lazarethe evacuirt wurden, um die ersteren wieder mobil zu machen. Diese Einrichtung die Larrey erst allmählig, und besonders durch Napoleons energisches Eingreifen durchsetzte, bewährte sich in der Folge so, dass sie jetzt fast bei allen Heeren eingeführt worden ist. Die Aerzte, welche so auf dem Schlachtfelde die Gefahren der Kämpfenden theilten, gewannen auf diese Weise eine bedeutendere Stellung im Heere, und die Erfolge der schnellen Hülfe zeigten sich bald als glänzend, gegenüber denjenigen, die man früher gehabt hatte. — Vergleichen wir die Portraits des alten Napoleon und des alten Larrey, diese klassischen, markirten, genialen Köpfe, mit denen des Neffen Napoleon und des Sohns Larrey, die jetzt durch das Geschick wunderbar wieder vereint sind, so wird dieser Vergleich sehr zu Gunsten des älteren Paares ausfallen müssen.

Weniger glänzend nach aussen, doch fast noch reicher an innerem Gehalt, und uns Deutschen in vieler Hinsicht näher stehend sind die englischen Werke, welche aus den Kämpfen gegen Napoleon hervorgingen. Die bedeutendsten von ihnen sind:

G. J. Guthrie: „Ueber Schusswunden in den Extremitäten und die dadurch bedingten verschiedenen Operationen der Amputation nebst deren Nachbehandlung, aus dem Englischen übersetzt von G. Spangenberg 1821." John Hennen: „Bemerkungen über einige wichtige Gegenstände aus der Feldwundarznei, aus dem Englischen übersetzt von W. Sprengel. Halle 1820." J. Thomson: „Beobachtungen aus den brittischen Militärhospitälern in Belgien nach der Schlacht von Waterloo nebst Bemerkungen über die Amputation. 1816. aus d. Engl. übersetzt 1820."

Von diesen Werken sind die beiden ersten fast die besten die über diese Gegenstände existiren. Thomson's Beobachtungen konnten sich, da er den Feldzug nicht mitmachte, sondern nach der Schlacht bei Waterloo nur zur eignen Belehrung die Lazarethe in Brüssel und Antwerpen bereiste, nur über einen kleinen Theil der Nachbehandlung erstrecken, und trotz vieler interessanter Beobachtungen die darin mitgetheilt sind, kann man sich bei aller Achtung vor dem sonst ausgezeichneten Schriftsteller nicht recht für das Buch interessiren; es verhält sich zu den Werken von Guthrie und Hennen etwa wie eine gute Lithographie zu Oelgemälden; es ist ein zum Theil sehr gelehrtes aber sehr blasses Buch. Guthrie sammelte seine Erfahrungen in den spanischen Feldzügen 1812 und 1813, wo er in der englischen Armee unter Wellington diente. Sein Buch umfasst nur einen Theil der Feldwundarzneikunst, aber gewiss den wichtigsten; es ergänzt sich mit dem Werk von Hennen, welches Stromeyer bei der Ausarbeitung seiner „Maximen der Kriegsheilkunst“ hauptsächlich vor Augen gehabt zu haben scheint, und nicht allein erreicht, sondern wohl noch übertroffen hat. Hennen war theils bei dem spanischen, theils bei dem belgischen Feldzuge gegen Napoleon als „Deputy-Inspector der Soldatenspitäler“ angestellt. Sein Werk ist das gründlichste und gediegenste aus der englischen Militärchirurgie; jedes Blatt in diesem Buche athmet Leben; ein seltner Verstand, seltne Klarheit in der Auffassung, vieles Wissen und grosse Erfahrung vereinigen sich in diesem Buche; alle vortrefflichsten Eigenschaften der Engländer: strenge Wahrheitsliebe, verständiges Urtheil, gediegene Kenntnisse, und sicheres Handeln charakterisiren diesen Chirurgen wie die andern englischen Heroen in der Wissenschaft, einen Pott, einen Hunter, einen Astl. Cooper. Ich kann das Buch nicht genug empfehlen, und meine, es sollte kein Arzt ins Feld gehen ohne es gelesen zu haben.

Im Verhältniss zu den genannten Werken sind die Resultate, welche für die Feldwundarzneikunst als Wissenschaft in Deutschland aus den Freiheitskriegen hervorgingen, unbedeutend zu nennen. C. M. Langenbeck, der berühmte Göttinger Anatom und Chirurg hat über seine Thätigkeit in Antwerpen, wo er nach der Schlacht bei Waterloo in den Lazarethen als Militärarzt aktiv war, keine besonderen Berichte herausgegeben; seine Ansichten über Schusswunden finden sich in seinem grossen Werke „Nosologie und Therapie der chirurgischen Krankheiten“ zerstreut in verschiedenen Capiteln. C. F. v. Graefe, General-Stabs-Arzt in der preussischen Armee, hat nur eine Abhandlung über die Amputationen und einige Notizen zu der deutschen Uebersetzung von Dupuytren's Vorlesungen hinterlassen. Langenbeck und v. Graefe waren vorwiegend als Lehrer thätig; wer ein Schüler des alten Langenbeck gewesen ist, wird sich erinnern, dass er die „viva vox“ als die vorzüglichere Lehrerin in der Medicin hielt, und weniger Gewicht auf Gelehrsamkeit legte, wenngleich in seinen Werken dieselbe auch reichlich vertreten ist.

Die Julirevolution in Paris 1830, bei welcher etwa 1200 Menschen verwundet wurden, und zumeist in Dupuytren's Behandlung kamen, gaben diesem Chirurgen Veranlassung, besondere „Vorlesungen über die Verletzungen durch Kriegswaffen“ zu halten, die von Dupuytren's Schülern gesammelt, von Kalisch und von C. F. v. Graefe wie oben erwähnt, deutsch bearbeitet und mit Anmerkungen versehen sind. Ich habe diesem Buche kein warmes Interesse abgewinnen können; es ist etwas ganz anderes, ob man über einen derartigen nicht rein systematischen Gegenstand spricht oder schreibt; es scheint in der Form zu breit im Verhältniss zu dem zum Theil etwas mageren Inhalt; vielleicht dass es sich im Original, das mir nicht zu Gebote stand, leichter und angenehmer lesen lässt. —

Endlich haben wir des Buchs von Baudens, einem der genialsten und arrogantesten [1]) Franzosen zu erwähnen, betitelt:

[1]) In dem später zu erwähnenden Buch von Baudens über den Krimkrieg, hält sich dieser Autor für den Erfinder der Eisumschläge bei gequetschten

„Clinique des plaies d'armes a feu", worin die Erfahrungen aus den französischen Feldzügen in Algier niedergelegt sind. Wer sich rasch in einem dicken Buch zu orientiren weiss, der wird auch hier vieles höchst Interessante, manches Neue und Gute finden; man braucht aber nicht alle sehr ins Breite getretene Krankheitsgeschichten zu lesen! — In dem Buch von Hennen aber sollte man keine Seite überschlagen!

Allgemeines über Schusswunden.

Die Anschauung dass die Schusswunden zu den gequetschten Wunden mit Substanzverlust gehören, bleibt maassgebend. Dupuytren giebt noch genauere Details über die physikalischen Wirkungen des Projectils je nach Schnelligkeit und Widerstand; er suchte seine Behauptung dass bei Schüssen aus weiter Entfernung die Ausgangsöffnung stets grösser sei als die Eingangsöffnung hauptsächlich dadurch zu stützen, dass er bei Schüssen die durch hinter einander fixirte Bretter gingen, die Löcher in den folgenden immer grösser und die Splitterungen immer bedeutender fand als im ersten. Die Ausgangsöffnung in Weichtheilen zeigt mehr die Charaktere einer Risswunde als die einer Quetschwunde. Baudens nimmt an, dass das Projectil nach Art eines Keils wirke, die Weichtheile auseinandertreibe, ohne Substanzverlust zu erzeugen. Beispiele von wunderbarem Verlauf von Kugeln besonders am Halse und am Thorax findet man viele bei Hennen. — Zur Extraction der Kugeln ist das Percy'sche tribulcon (siehe pag. 57) fast allgemein im Gebrauch, ausserdem schmale Kornzangen. Baudens sucht, wenn irgend möglich, die Kugel bei langen Schusscanälen durch eine Gegenöffnung zu entfernen.

Ueber die Behandlung der einfachen Schusswunden variiren die Ansichten vielfach. Die primären Incisionen sind zwar im

Wunden, für den ersten, welcher die Gelenksresectionen im Felde practiciren liess, und für den ersten, welcher das Chloroform („diese schöne Erfindung von Flourens!") bei Operationen im Kriege brauchte.

Princip von Allen aufgegeben, doch wird ihre Nothwendigkeit von dem Einen mehr, von dem Andern weniger betont; Dupuytren redet am meisten dem frühzeitigen Debridement das Wort; dass später nach beginnender Eiterung oft Incisionen nothwendig werden, wird allgemein anerkannt. Baudens allein schneidet principiell sofort bei der frischen Wunde alle fetzigen kleinen Unebenheiten mit Scheere und Messer an den Wundrändern ab, und behauptet dadurch besonders rasche Heilungen zu erzielen.

Ein weiterer allgemein anerkannter wichtiger Punkt ist der, dass der erste gut angelegte Verband wenigstens drei Tage unangerührt liegen bleiben müsse. Larrey geht in dieser Beziehung noch viel weiter, indem er die ersten Verbände selbst bis zehn Tage und darüber unangetastet lässt.

Die Verbände selbst sind sehr verschieden. Nachdem man bereits ziemlich allgemein zu einer reizlosen oder reizmildernden Behandlung gekommen war, kehrt Larrey wieder zu den früheren reizenden Verbandmitteln, wie sie im Mittelalter gebraucht wurden, zurück. Die Wunde wird von ihm mit Compressen in warmen Kampherwein, Rothwein oder Salzwasser getaucht bedeckt, und dann das ganze Glied mit einer Binde umgeben; gegen die emollientia ist Larrey sehr eingenommen. Die Engländer verbinden meist mit trockner Charpie, Hennen liess Cataplasmen machen bis die Eiterung ordentlich in Gang war. Von der Anwendung kalter Umschläge ist ausser einigen früheren Aeusserungen darüber von Percy zuerst bei Guthrie die Rede, ebenso bei Langenbeck; letzterer empfiehlt bei geschwürigen Schusscanälen mit fistulösem Charakter wieder Ligaturen durchzuziehen. Dupuytren macht einfache Verbände mit Cerat und Cataplasmen, räth bei atonischem Charakter der Wunden sehr zum Gebrauch des Chlorwassers, bei Entzündung in der Umgebung räth er, Blutegel zu setzen, was von allen Uebrigen als den Reiz vermehrend verworfen wird; Baudens feuchtet die Verbände nur mit kaltem Wasser an, und erhält sie dadurch auch in der Folge feucht und kühl, räth besonders dringend, die Extremitäten von unten auf gut einzuwickeln. —

Die allgemeine Behandlung wird sehr streng antiphlogistisch gehandhabt, in einer Weise, wie sie uns jetzt unerhört scheint. Fast alle Verletzten werden einmal, bei Knochenverletzungen wiederholt venaesecirt; der erste Aderlass muss wo möglich vor dem Eintritt des Fiebers gemacht werden (Baudens). Gleichzeitig wurden die Kranken auf sehr strenge Diät gesetzt und scharf purgirt; nur den verwundeten Russen kann man mit Vortheil mehr zu essen und selbst etwas Branntwein geben lassen (Larrey). Hennen hebt ganz besonders hervor: „wenige Menschen vertragen reichliche und starke Purgirmittel und Blutentziehungen so gut als Soldaten.“

Ueber die vielfachen Rücksichten bei Anlegung der Lazarethe und ihre Einrichtung, so wie über die zu improvisirenden Ventilationsmassregeln finden wir bei Hennen sehr wichtige Bemerkungen, auf die nicht genug aufmerksam gemacht werden kann, da gerade von diesen technischen Einrichtungen oft das Wohl und Wehe vieler Hunderte von Verwundeten abhängt.

Accidentelle Krankheiten.

Genaue Beschreibungen des Wundstarrkrampfes finden wir bei allen genannten Schriftstellern. Als Ursachen werden verschiedene Umstände angegeben; dass die Therapie meist unzureichend ist, geben fast Alle zu. Dufouard meint, der Tetanus werde weniger durch die Verletzung der Nerven als durch die Austrocknung der Sehnen bedingt, wenn an ihnen die Eiterung nicht in Gang kommen wolle. Larrey sucht die Veranlassung zum Tetanus vorzüglich in Erkältung, da derselbe besonders bei schroffem Temperaturwechsel aufzutreten pflege, doch giebt er zu dass auch das Einschnüren von Nerven bei Unterbindungen die Veranlassung geben könne, und räth demnach, hierauf immer genau zu untersuchen. Verhältnissmässig den meisten Werth bei der Behandlung legt Larrey auf die Amputation bei eingetretenem Tetanus, zuweilen reichen schon Incisionen, auch die tiefe Cauterisation mit Ferr. candens, selbst die Anwendung von Vesicantien hin, um die Krankheit aufzuhalten, oder selbst zu heilen; von den innern Mitteln ist Opium noch das Brauchbarste. — Hennen äussert sich in prägnanter Weise über die Unzahl der warm empfohlenen Mittel gegen Tetanus, er nennt dies sehr treffend ein „glänzendes Elend der Therapie“, eine bestimmte Ursache vermag er nicht anzugeben, doch verneint er mit Entschiedenheit, dass gequetschte oder gerissene Nervenwunden immer die Ursache seien. — Baudens sah in Algier selten Tetanus auftreten, in den meisten Fällen aber mit sehr akutem Verlauf und stets tödtlichem Ausgange.

Wenngleich durch die vortrefflichen Arbeiten Quesnay's über die verschiedenen Arten des Brandes bereits in der Mitte des achtzehnten Jahrhunderts viel Licht verbreitet war, so wurde der Hospitalbrand wie es scheint, doch erst in diesem Jahrhundert als eine eigenthümlich epidemische und contagiöse Wundkrankheit erkannt. Larrey beschreibt diese schaudervolle Krankheit sehr gut; sonderbar erscheint es uns, wenn er unter den begünstigenden Momenten für die Entwicklung derselben ein unzweckmässiges und zu häufiges Verbinden anführt. Seine Beschreibung passt nur auf die sog. pulpöse Form; er machte schon die Bemerkung, dass der Hospitalbrand selten die Gefässwandungen zerstöre, wenn er sich auch in ihrer unmittelbaren Nähe fortentwickelt; ausser verschiedenen Aetzmitteln nennt er das ferr. candens als besonders rasch wirksam. — Mit der viel schlimmeren, in Form kreisrunder Defekte nach Tiefe und Fläche rapid fortschreitenden sog. ulcerösen Art des Hospitalbrandes hatte Hennen in einem sonst gut gelegenen Spital (Cordeleria) in Bilbao am Ibaicabal in Spanien zu kämpfen; die Anhäufung einer grossen Anzahl von Verwundeten die zumeist auf Stroh auf dem Boden lagen war die Veranlassung; es starben nicht allein viele daran, sondern auch frische Narben brachen wieder auf und die scheusslichsten Defekte bildeten sich in überraschend kurzer Zeit aus. Hennen hält die äusseren Mittel für unnütz (die von ihm angewandten waren auch zu indifferent; er hatte das ferr. candens von den Franzosen sehr rühmen hören, doch konnte er sich nicht zur Anwendung entschliessen; die englischen Chirurgen sind alle bis auf den heutigen Tag noch sehr feuerscheu!). Am meisten Erfolg glaubt er allenfalls noch durch den Verband mit Tinctura Fowleri gehabt zu haben; bei parenchymatösen Blutungen leistete Terpenthin die besten Dienste. Von den innerlichen Mitteln fand er Emetica, Purgantia und China unnütz; von einer Venaesection im Anfang der Krankheit und der innerlichen Darreichung von Kampher hat er noch die leidlichsten Erfolge gehabt. — In den Hospitälern zu Brüssel zeigten sich nur Spuren von Hospitalbrand, und immer nur in leichter Form; das rasche Isoliren dieser Kranken liess nie eine weitere Verbreitung des Brandes zu. Dupuytren schildert fast nur die erstgenannte pulpöse Form; er empfiehlt besonders Terpenthingeist mit Chinapulver alle 24 Stunden ein Mal auf die brandigen Wunden zu legen, wenn dies nichts hilft Cauterisation mit Argent. nitric., Säuren, Kali causticum, salpetersaurem Quecksilber. —

Das bösartige Wundfieber wird in Zusammenhang gebracht mit der Eiterverhaltung, und als Folge einer Eiterresorption betrachtet; diese Ansicht tritt allmählig immer mehr hervor, während jedoch für die inneren metastatischen Abscesse die mannichfachsten Erklärungen aufgestellt werden. Dufouart betrachtet die Metastasen sogar als eine günstige Erscheinung und nimmt an, dass kritische Ausscheidungen durch eitrige Sputa wünschenswerth seien; sehr richtig ist seine Bemerkung, dass der Arzt in der Zeit, wo die Eiterung sich an der Wunde ausbildet, sich jeder chirurgischen Hülfsleistung entschlagen müsse, selbst Incisionen nur im höchsten Nothfall machen dürfe; die Amputation sei bei diesen Eiterfiebern ein Mittel von sehr zweifelhaftem Erfolg. — Larrey spricht sich besonders bei Gelegenheit der Kopfwunden über die schon von Morgagni beobachteten Leberabscesse aus; Richerand glaubte, dass dieselben durch gleichzeitige Contusion der Lebergegend veranlasst werden; Larrey widerlegt diese Ansicht durch die Beobachtungen, dass Lungen- und Leberabscesse auch nach Schusswunden, besonders nach Gelenkverletzungen entständen, und spricht sich dahin aus dass die inneren Abscesse ihre Ursache in dem von der Wunde fortgepflanzten sympathischen Entzündungsreiz haben, besonders bei einer gewissen Prädisposition jener Organe zu Entzündungen, auch könne die Metastaše ansteckender Jauche auf innere Organe zuweilen die Ursache sein. — Guthrie will nach primären Amputationen niemals metastatische Eiterungen gesehen haben, doch wurde seine Aufmerksamkeit auf die nach Verletzungen auftretenden Entzündungen der Pleura und Lunge erst gegen Ende des Feldzugs gelenkt; er sagt, dass die inneren Abscesse als Todesursache nach secundären Amputationen ihm bisher nicht bekannt gewesen seien; auch die eitrige Phlebitis nach Amputationen kennt er, doch ist er geneigt, sie eher für Folgeerscheinung zu halten, als sie in Causalnexus mit dem Wundfieber zu bringen; er urtheilt darüber indessen sehr vorsichtig. — Hennen führt unter den häufigsten Todesursachen nach Amputationen die Entzündung der Gefässe und die Eitermetastasen auf die grossen Höhlen und Organe auch auf die Gelenke an; er hält die Zugluft in den Spitälern für das einzige Mittel, diese unheilbaren Nachkrankheiten zu verhüten.

C. M. Langenbeck glaubt, man arbeite den innern Eiterungen am besten durch Ableitungen und dann durch Amputation entgegen; er drückt sich in seiner originellen Weise darüber folgendermassen aus: „Man versuche der Natur erst, ehe man nimmt, einen Tausch anzubieten, lege nämlich, weil bei gleicher Blut-Bereitung aber bei beschränkter Vertheilung das Blut vorzugsweise nach der Brust schiesst, auf jede Seite des Thorax ein Fontanell, und dann noch eins auf die Extremität, oberhalb der Stelle wo amputirt werden soll. Das ist ein wahrer Blitzableiter. Das unterlasse ich niemals und bis jetzt hats noch immer gut gethan. Grade in denen Fällen, und unter gleichen

Verhältnissen, wo sonst die gedachten Brustaffectionen erfolgten, kamen sie nicht. — Wer nur das „post hoc" gelten lässt, und nicht das „propter hoc", dem kann ich nichts weiter entgegnen, und sage „concedo"." — Dupuytren nimmt für die Entstehung der entfernteren Eiterungen und Visceralabscesse eine Art von phlogistischer und purulenter Diathese an, die er den scrophulösen, tuberkulösen und carcinomatösen Allgemeinleiden an die Seite stellt. Erkältungen, Diätfehler, Gemüthsbewegungen können Gelegenheitsursachen sein, die plötzliche Circulationsveränderung (der vermehrte Druck im Gefässsystem) nach Amputation grosser Gliedmassen mag auch in Anschlag zu bringen sein; in andern Fällen sei die phlebitis gewiss die Ursache wie Dance, Blandin und Cruveilhier annehmen, doch sei dies durchaus nicht immer der Fall, da die Erscheinungen der Eiterresorption oft auftreten, ohne dass man Gefässentzündungen bei der Section nachweisen könne: selbst ohne dass Wunden vorhanden seien, komme diese Krankheit vor. Dupuytren hält die Kranken, bei denen die ominösen Erscheinungen eines bösartigen Wundfiebers auftreten, alle für verloren; die Therapie leistet nichts, eine milde antiphlogistische Behandlung sei das rationellste Verfahren, doch Erfolge hat er davon auch nicht gesehen; sehr treffend bemerkt er: „Der Arzt steht dabei als blosser Beobachter da, und ist höchstens im Stande, die traurigen Folgen einer Krankheit zu würdigen, die er weder zu verhüten, noch zu heilen, oder selbst nur zu mässigen vermochte."

Die Schusswunden des Kopfes.

Die Behandlung der Kopfwunden veränderte sich im Anfang dieses Jahrhunderts am wesentlichsten. Auf die breiten Indicationen für die Trepanation, welche bis dahin als massgebend angesehen waren, folgte eine starke Reaction. Desault hat das Verdienst dem Missbrauch, welchen man mit dieser Operation trieb, am kräftigsten entgegengetreten zu sein. Bald folgten die Militärchirurgen nach. — Larrey hält die Trepanation für nothwendig: 1) wenn bei Bruch und Zersplitterung die Bruchstücke so aus ihrer Lage gebracht und nach innen getrieben sind, dass sie die dura mater und das Gehirn verletzen, und nicht auf andere Weise erhoben werden können; 2) wenn fremde Körper zwischen den Bruchstücken eingekeilt sind; 3) wenn man sich von der Existenz eines grösseren Extravasats hat überzeugen können. — Unter diesen Umständen darf die Operation indess nur gleich Anfangs oder später im Stadium der vollendeten Eiterung gemacht werden, bei vorhandener Entzündung verschlimmert sie den Zustand immer. — In seltenen Fällen ist es Larrey gelungen eine Kugel, die man mit einer elastischen Sonde an einer der Wunde gegenüberliegenden Stelle gefühlt hatte, durch eine Gegenöffnung mit Hülfe des Trepans zu extrahiren, sogar ein Mal mit glücklichem Erfolg. — Für alle anderen Fälle ist die Trepanation entweder nutzlos, weil entweder die Wunden an sich hoffnungslos sind, oder die Operation direkt schädlich wirkt. Bei Hennen finden wir zuerst die günstige Wirkung der Kälte bei Kopfverletzten hervorgehoben, ausserdem kann er die wiederholten Aderlässe nicht genug empfehlen, sodann empfiehlt er die Antimonpräparate, die abführenden Salze, die blauen Pillen, absolute Ruhe und Enthaltsamkeit. In Betreff der Trepanation verweist er auf die von Pott und Abernethy aufgestellten Grundsätze (die jedoch keineswegs untereinander harmoniren).

C. M. Langenbeck warnt vor den zu voreiligen Einschnitten bei einfacheren Quetschungen selbst mit Fissuren, verwirft ausserdem den Gebrauch des Tirefond zur Erhebung deprimirter Schädelstücke und räth sich nur der Elevatorien dazu zu bedienen.

v. Graefe hebt besonders hervor dass die Trepanation immer als eine sehr schwere Verletzung anzusehen sei, und warnt vor dem zu häufigen Gebrauch derselben.

Während sich in England Dease, Abernethy, Ast. Cooper, J. Bell ebenfalls mehr oder weniger gegen die zu lockern Indicationen für die Trepanation ausgesprochen hatten, traten

Velpeau und Foville in Frankreich wieder als enthusiastische Vorkämpfer für dieselbe auf. In dem oben angeführten Werke von Baudens sind die von Velpeau aufgestellten Indicationen alle einzeln scharf kritisirt und meist als unhaltbar dargethan. Baudens trepanirt auch dann nicht wenn die Kugel fest im Knochen steckt, sondern schneidet in solchem Falle die Umgebung der Kugel mit einem starken Messer oder Raspatorium der Fläche nach so weit ab, bis die Kugel genügend locker ist, um sich extrahiren zu lassen. Er warnt dringend davor, die Trepanation für ein unschuldiges operatives Mittel zu halten.

Schusswunden der Brust und des Unterleibes.

Ueber wenige Gegenstände der Militärchirurgie sind so wenig Differenzen gewesen als über die Schusswunden der Brust und des Unterleibes. Alle Schriftsteller sind darüber einig, dass die nicht perforirenden Wunden ohne Rippen- oder Beckenfrakturen meist von geringem Belang sind, dass man bei perforirenden Wunden ohne Verletzung der Intestina nicht zu viel und zu ungestüm nach den fremden Körpern suchen solle, und dass bei Verletzung der Eingeweide ausser allgemeiner Antiphlogose nicht viel vom Arzte sondern das meiste von der Natur zu thun sei. Eine grosse Anzahl wunderbarer Heilungen unter den ungünstigsten Umständen und bei den gefährlichsten Verletzungen der Art kann unsere Prognose für solche Fälle nicht wesentlich beeinträchtigen, wenn sie auch Spuren von Hoffnung zuweilen übrig lässt.

Zu erwähnen ist, dass Larrey für die penetrirenden Brustwunden zuerst den Grundsatz aufstellte, dass eine sofortige genaue Vereinigung der Wunde am besten allen Uebelständen (heftige Blutung, Emphysem) vorbeuge, während man früher stets bemüht war diese Wunden, zum Theil mit Hülfe eigens dazu construirter Röhrchen offen zu erhalten. — An interessanten Fällen in Bezug auf den oft so wunderbaren Verlauf der Kugeln in Brust- und Bauchhöhle fehlt es in keinem der angeführten grösseren Werke.

Die Schusswunden der Extremitäten mit besonderer Rücksicht auf die Amputationen.

Den Complicationen der Schusswunden der Extremitäten mit arteriellen Blutungen sucht man allgemein durch möglichst baldige Unterbindungen zu begegnen; es wird von vielen Schriftstellern besonders urgirt, dass man sich auf die Ansicht, wonach Schusswunden fast nie erheblich bluteten, nicht allzusehr verlassen sollte. Viele sterben bei Verletzung grosser Arterienstämme auf dem Schlachtfelde durch Verblutung, wenige werden durch rechtzeitige Unterbindung gerettet. Guthrie giebt den Rath, die verletzten Arterien stets an beiden Enden zu unterbinden, auch die Unterbindung bei Abreissung von Gliedern nicht zu unterlassen, wenn die Arterien auch für den Augenblick nicht bluteten; die Blutung stellt sich oft erst später ein, wenn die Kranken sich bereits auf dem Transport befinden, wo nicht immer sofortige Hülfe zu schaffen ist. Hennen empfiehlt sehr angelegentlich bei Unterbindungen grosser Gefässstämme in der Continuität die Fadenenden beide kurz abzuschneiden, und die Heilung per primam intentionem erfolgen zu lassen; die kleinen Schlingen entleeren sich später durch einen kleinen Abscess ohne weiteren Schaden und die Gefahren von Nachblutungen sind bei weitem geringer. Diese Praxis hat in England viel Anhang gefunden; in Deutschland ist sie nie sehr allgemein gewesen und jetzt wohl ganz verlassen; sie ist aber gewiss unter Umständen nachahmungswerth.

Ueber die Fälle in welchen die Amputation bei Schusswunden dringend nothwendig ist, haben sich die meisten Militärchirurgen geeinigt. Nach den von Thomson zusammengestellten allgemeinen Indicationen soll die Amputation in folgenden Fällen immer gemacht werden: 1) wenn ein Glied abgeschossen ist; 2) wenn Knochen oder Gelenke durch Kanonenkugeln in einem bedeutenden Grade zerschmettert sind; 3) wenn grosse Parthien der weichen Theile weggenommen und zugleich Hauptgefässe und -Nerven zerrissen sind; 4) wenn ohne Verletzung der Haut die Knochen durch eine matte Kugel gebrochen und die Weichtheile heftig gequetscht und zerstört sind; 5) wenn eine Flintenkugel die Hauptarterie eines Gliedes zerrissen, und den Knochen zugleich gebrochen hat; 6) wenn Flintenkugeln durch die grösseren Gelenke gegangen sind und nicht nur Bänder zerrissen, sondern auch die Gelenkflächen der Knochen zerschmettert haben. —

Es geben alle erfahrenen Männer zu, dass dergleichen allgemeine Indicationen immer nur einen ungefähren Maassstab geben können, und die Beurtheilung des einzelnen Falles allein massgebend sei; ausserdem nehmen sie auch stets besondere Rücksicht darauf, ob die Verletzung an der unteren oder oberen Extremität sei, da die Wunden der letzteren immer eine bessere Prognose geben als die der ersteren. Dass alle Schusswunden des Oberschenkels immer die sofortige Amputation indiciren, geben fast Alle zu; gefährlich ist das Zuwarten bei Schussfrakturen des Unterschenkels, verantwortlich bei denen des Oberarms.

Zu einer ganz besonderen Entwicklung kamen die Exarticulationen des Oberschenkels und des Oberarms besonders durch Larrey und Baudens. Die verschiedenen Fussexarticulationen kommen seltner vor, da weniger Gelegenheit dazu ist. Baudens referirt über eine auffallend grosse Anzahl von glücklich ohne Operation abgelaufenen Gelenkwunden, die mit unvollständiger oder vollständiger Anchylose heilten; doch hebt er besonders hervor, dass die Wunden besonders gut unter dem afrikanischen Himmel heilten. — Seine angeblich neue Amputationsmethode, die er als „methode mixte“ bezeichnet und durch die er besonders günstige Resultate erzielt haben will, unterscheidet sich in ihrem Effekt nicht von den Ravaton'schen doppelten Lappenschnitten, wenn auch die Technik etwas anders ist.

Die Gelenk-Resectionen finden bei Guthrie, Larrey und Baudens nur eine sehr beschränkte Anwendung und zwar ausschliesslich auf den Oberarmkopf. Die Resection des Ellenbogengelenks wird für zu schwierig in Bezug auf Ausführung und Nachbehandlung gehalten, um für die Militärchirurgie verwendbar zu sein, ein Vorurtheil was sich leider sehr lange erhalten hat. Guthrie und Thomson erkennen bereits mit klarem Blick, welche Vortheile diese Operationen für die Zukunft gewähren müssen, doch scheinen sie selbst zu wenig darin geübt gewesen zu sein, um sie auszuführen.

Die Bestimmung, wann der geeignetste Zeitpunkt für die Amputationen sei, war schon im vorigen Jahrhundert der Gegenstand lebhafter Diskussionen, die besonders zum Eclat kamen, als die Pariser Akademie 1745 eine Preisfrage darüber aufstellte, die durch eine Arbeit von Faure zu Gunsten der späten Amputationen beantwortet wurde. Dass diese Arbeit den Preis gewann, zeigt deutlich, dass die darin vertheidigte Ansicht unter den bedeutendsten Autoritäten die vorherrschende war; sie blieb es auch bei verhältnissmässig geringem Widerspruch bis auf Larrey, der seine ungeheure Erfahrung zu Gunsten der frühen oder sog. primären Amputation in die Wagschale warf. Dass man zum Theil so lange darüber im Unklaren blieb, lag, wie bei vielen solchen wissenschaftlichen Diskussionen der Fall ist, an der Art der Fragestellung. Le Conte theilte die Fälle ein in solche, wo die Amputation aufgeschoben werden muss, und in solche, wo sie ohne Gefahr gemacht werden kann. Erst Boucher unterschied sehr richtig 1) die Zeit unmittelbar nach der Verletzung, wo der Kranke noch unter dem Eindruck des allgemeinen Stupors steht; 2) die Zeit, wo sich der Verletzte von diesem Zustand erholt hat; 3) die Zeit der heftigen Entzündung; 4) die Zeit der abgegrenzten Eiterung.

Dass der Verwundete sich erst erholen müsse von dem ersten Schok der Verletzung ehe man operirt, hebt Larrey nachdrücklich hervor, und sagt, dass dies je nach den einzelnen Verletzungen und nach den Individuen verschieden lange dauere; wenn der Kranke sich aber erholt habe, dann müsse sofort die betreffende nöthige Operation gemacht werden; dieser günstige Zeitraum erstrecke sich auf die ersten 24—48 Stunden; dies sind die sog. primären Amputationen. Die Zeit der heftig hervorbrechenden Entzündung ist die ungünstigste, man darf in dieser nur im höchsten Nothfall operiren; der günstigere Zeitpunkt beginnt erst wieder mit der dritten Woche nach der Verletzung, doch selten erleben die Verletzten bei denen die Amputation wirklich nothwendig war, diesen günstigen Zeitpunkt, in dem die secundären Amputationen mit Erfolg gemacht werden können.

Ziemlich unabhängig von Larrey, doch ihm später vollständige Gerechtigkeit in der Priorität widerfahren lassend, bildeten sich bei Guthrie und Hennen ganz dieselben Ansichten aus, die im Princip von C. M. Langenbeck, v. Graefe, Dupuytren, Baudens festgehalten werden. Besonders bei Guthrie finden wir die schlagendsten statistischen Zusammenstellungen [1]), welche ganz entschieden zu Gunsten der primären Amputationen sprechen, indem die Erfolge derselben selbst absolut besser sind, als die nach den secundären Amputationen, ungerechnet die vielen Fälle, in welchen die Kranken den günstigen Zeitpunkt für die letzteren Operationen gar nicht erlebten.

Diese Ansichten haben für die Resectionen dieselbe Geltung; sie sind die jetzt wohl allgemein angenommenen. Die weiteren Ausdehnungen der Gelenkresectionen, die besseren Fixirungsmittel für die complicirten Frakturen, die zweckmässigeren Einrichtungen der Transportmittel und Lazarethe, die

[1]) s. auch Baudens „Guerre de Crimée" pag. 325.

unaufhaltsamen Fortschritte der Heilkunst endlich, lassen hoffen, dass man vielleicht in der Folge mit weniger grausamen und sicherern Mitteln das Leben der unglücklichen Opfer des Krieges zu erhalten vermag; doch in den Grundprincipien dürfen wir vor der Hand uns nicht ungestraft allzuweit von jenen Männern entfernen, die nach den mühseligsten Strapazen der langen Kriege im Anfange dieses Jahrhunderts, uns ihre ausgedehnten Erfahrungen in Werken zurückgelassen haben, denen der Stempel der Meisterschaft und Wahrhaftigkeit durch die Geschichte aufgedrückt ist.

IV.

Die neuesten Schriften über Feldwundarzneikunst.

Verhandlungen der Academie nationale de medecine über Schusswunden. — Ross. Esmarch. H. Schwarz. Stromeyer. — Beck. Simon. — Baudens. Scrive. — Lohmeyer. Löffler.

Wir haben das Gebiet der Geschichte schon viel weiter vorgeschoben, als es von Historikern von Fach zu geschehen pflegt, und hätten hier abbrechen müssen. — Es ist nicht unsre Absicht von einem allgemein chirurgischen Standpunkt die neuesten Bücher über Schusswunden anhangsweise noch zu kritisiren; nur an der Hand eigner Erfahrung wäre dies mit Erfolg zu thun; auch liegt es uns fern hier Auszüge aus jenen Büchern zu machen; der Leser könnte glauben, wir wollten ihm die Lektüre derselben ersparen, obgleich die Intention dieser Schrift doch nur dahin geht, zum Lesen anzuregen. Da indess das Vorhergehende ausser einer geschichtlichen Entwicklung der Anschauungen über Schusswunden auch zugleich eine, wenn auch vielleicht nicht absolut vollständige Bibliographie darstellen kann, so wollen wir diese wenigstens bis auf die neueste Zeit fortführen, und nur ganz kurz andeuten, was der Leser in den einzelnen Schriften etwa zu erwarten hat.

Die Pariser Februarrevolution 1848 lieferte eine Anzahl von Verwundeten in die Spitäler, die sowohl Gegenstände klinischer Vorträge wurden, als auch eine Diskussion über Schusswunden in der damals sog. Academie nationale de medecine veranlassten. Die verschiedenen Reden wurden meist in der Gazette des Hôpitaux veröffentlicht, in's Deutsche übersetzt und zusammengestellt von Dr. Wierrer, edirt in Sulzbach 1849. Es giebt keine Schrift die weniger geeignet sein dürfte, dem jungen Arzt Rath zu ertheilen, was er in schwierigen Fällen thun und lassen soll, als die genannte. Dass ausser den vielen Gemeinplätzen auf welchen sich die Redner bewegen, auch viele gute Bemerkungen gemacht sind, dafür bürgen die Namen der Betheiligten: Roux, Velpeau, Baudens, Blandin, Malgaigne, Jobert etc. — Blandin stellte richtigere Ansichten über die Eingangs- und Ausgangsöffnung auf, als sie früher bestanden, Malgaigne brillirte wieder in Statistik, und in schroffen, wenn auch zum Theil sehr treffenden Bemerkungen.

Die Kriege in Schleswig-Holstein 1848—1850 sind von der grössten Bedeutung für die Militärchirurgie in Deutschland gewesen; aus ihnen sowohl wie aus den Revolutionskriegen in Italien und Süddeutschland sind nicht allein sehr tüchtige junge Chirurgen hervorgegangen, sondern auch sehr hübsche, zum Theil ausgezeichnete Bücher über Schusswunden. Es ist dies im Gegensatz zu andern Nationen, von denen wir keine oder nur vereinzelte wissenschaftliche Erfolge der Kriege in neuerer Zeit gesehen haben, ein überaus erfreulicher Beweis für die allgemeine medicinische Bildung der deutschen Aerzte, und gewiss schon als eine Frucht unsrer immer mehr sich verbessernden Universitätseinrichtungen anzusehen.

Stromeyer's „Maximen der Kriegsheilkunst" (Hannover 1855) sind in den Händen fast aller Aerzte und alle betrachten dies Buch als einen der werthvollsten Edelsteine, die auf dem Gebiet der deutschen Chirurgie an's Licht gebracht sind. Auf mich hat seit dem Studium von Dieffenbach's Chirurgie kein Buch einen solchen Eindruck gemacht und bei mir dauernd hinterlassen, als das genannte.

Als ein Grundpfeiler der conservativen Militärchirurgie ist die kleine Schrift von Dr. Friedrich Esmarch anzusehen: „Ueber die Resectionen nach Schusswunden“ (Kiel 1851). Bei der jüngeren Generation der Aerzte sind die hier aufgestellten von B. Langenbeck und Stromeyer angebahnten Grundsätze bereits in succum et sanguinem übergegangen; vorwiegend möchten wir den Collegen empfehlen die Principien über die Nachbehandlung nach Resectionen in diesem Buche besonders zu studiren; sie sind in unseren Augen noch wichtiger als die Methode der Operation, denn von ihnen hängt nicht allein die spätere Brauchbarkeit der Extremität, sondern auch das Leben der Verwundeten ab.

Die „Beiträge zur Lehre von den Schusswunden, gesammelt in den Feldzügen der Jahre 1848, 1849 und 1850 von Dr. Harald Schwartz“ (Schleswig 1859) enthalten einen grossen Reichthum an genauen Beobachtungen, und geben ohne theoretische Abschweifungen vorwiegend praktische Regeln; es ist darin die ganze Lehre von den Schusswunden vollständig abgehandelt, wenn auch auf die seltneren nicht vom Verfasser selbst beobachteten Fälle weniger Rücksicht genommen wurde.

Das kleine anspruchslos geschriebene Memoire von Dr. G. Ross „Militärärztliches aus dem ersten schleswigschen Feldzuge“ schliesst sich in der Form an Larrey's Memoiren an; wichtig sind darin die Beobachtungen über die Resectionen in der Continuität langer Röhrenknochen.

„Ueber Schusswunden mit einem Berichte über die im Grossherz. Militär-Lazareth zu Darmstadt behandelten Verwundeten vom Sommer 1849 von Dr. Gustav Simon“ (Giessen 1851). Dies Buch zeichnet sich durch viele originale Ansichten aus, die mit Klarheit und Schärfe auseinandergesetzt sind; der Gegenstand ist mit Frische ergriffen und behandelt, so dass sich die Schrift trotz der vorwiegend theoretischen Richtung sehr angenehm lesen lässt; sie ist an Aufstellung neuer Gesichtspunkte die reichste von allen kleineren neuen Schriften der Art, und wirkt dadurch äusserst anregend.

Ein vollständiges, an Literatur und Beobachtungen reiches Buch über „die Schusswunden" (Heidelberg 1850) ist von Dr. B. Beck, einem Schüler von Stromeyer, der seine Erfahrungen hauptsächlich in den italiänischen und badischen Feldzügen sammelte; besonders empfehlen wir auch die sehr gute Einleitung, in der uns ein in lebhaften Farben gemaltes Bild über die militärärztliche Thätigkeit im Felde vorgehalten wird.

Aus dem blutigen Kriege in der Krimm sind ausser einigen jedoch nur sehr unvollständigen Mittheilungen in Journalen zwei dicke militärärztliche Bücher hervorgegangen, die jedoch nur Weniges über die Militärchirurgie enthalten. Das eine „Relation médico-chirurgicale de la Campagne d'Orient par Dr. G. Scrive, médécin inspecteur du service de santé des armées. Paris 1857" bespricht fast ausschliesslich Sanitäts-Einrichtungen und technische Institutionen über die Maassnahmen, welche durch die Eigenthümlichkeit dieses Feldzugs bedingt waren; nur wenige allgemeine chirurgische Bemerkungen sind eingeschaltet. — Das andere „La guerre de Crimée. Par. 1858" von Baudens beschäftigt sich auch vorwiegend mit der Auseinandersetzung derjenigen Mittel, mit welchen man die unsichtbaren Feinde, den Typhus, die Cholera, die Kälte, den Hospitalbrand bekämpfte. Dass auch Baudens, ein Chirurg von Fach, nicht mehr Specielles über das rein Chirurgische mitgetheilt hat, hat zum Theil wohl darin seinen Grund, dass er erst nach der Eroberung von Sebastopol zur Armee stiess, zum Theil ersehen wir aber daraus, wie die Wichtigkeit der allgemeinen Sanitätseinrichtungen im Lager und in den Hospitälern in neuerer Zeit in den Vordergrund tritt; hiermit gewinnt die ärztliche Thätigkeit im Felde immer mehr an Bedeutung; von wie segensreichem Einfluss dieselbe im Krimmkrieg gewesen ist, dafür bieten beide angeführten Bücher den schlagendsten Beweis. — Wenn auch vorausgesetzt werden darf, dass alle höher gestellten Militärärzte die genannten Werke gelesen haben, da sie recht eigentlich zu ihrem Metier gehören, so wäre es doch auch sehr wünschenswerth, dass den Kriegsministern und höheren Militärverwaltungsbeamten Auszüge aus diesen Büchern vorgelegt würden, in denen man einen nicht unwesentlichen Theil der Geheimnisse finden wird, durch welche die französische Armee stets in schlagfertigem kräftigem Zustande erhalten wird.

Ganz neuerdings erschien eine zweite Auflage von Lohmeyer's Buch „die Schusswunden und ihre Behandlung, kurz bearbeitet“ (Göttingen 1859); es ist im Handbuchstyl geschrieben, mir hat es nicht gefallen; es enthält mancherlei, doch weiss man nicht recht, was damit anzufangen; es gehört zu den sterilen Büchern, von denen es zu bedauern ist, dass sie bereits in zweiter Auflage erscheinen.

Ganz andrer Natur ist das ebenfalls sehr kurze Buch von Dr. F. Löffler „Grundsätze und Regeln für die Behandlung der Schusswunden im Kriege. Erste Abtheilung: Auf dem Schlachtfelde“ (Berlin 1859). Man sieht schon aus dem Titel was der Verfasser will; der dringende Wunsch, sich mit den Collegen während des Feldzuges über gewisse Grundprincipien der Behandlung zu verständigen, hat die Veranlassung zu diesem Entwurf gegeben. Im Wesentlichen finden wir darin Stromeyer's Grundsätze niedergelegt.

Es würde sich für mich nicht ziemen, ohne das ganze ärztliche Treiben im Felde aus eigner Anschauung zu kennen, einen genaueren Plan für die weiteren Aufgaben der Militärchirurgie hier auszubreiten, der sich in ungefähren Umrissen aus allen besseren neuen Werken für den chirurgisch gebildeten aufmerksamen Leser fast von selbst ergiebt. Ein jeder, welcher demnächst im Felde als Arzt Hülfe zu leisten hat, übernimmt die Pflicht, sich vorher genau über das zu belehren, was ihn erwartet; die Bücher von Hennen, Guthrie, Larrey und Stromeyer seien daher allen Collegen noch einmal dringend empfohlen. Nur wer die Wissenschaft und Kunst der Vergangenheit und Gegenwart genau kennt, wird ihre Fortschritte mit Bewusstsein fördern!

FSC
www.fsc.org
MIX
Papier | Fördert gute Waldnutzung
FSC® C083411

Zeitfracht Medien GmbH
Ferdinand-Jühlke-Straße 7
99095 Erfurt, Deutschland
produktsicherheit@kolibri360.de